稳定糖尿病

血糖值

的有效技巧

U0232588

医学博士
品川 EAST ONE 医院名誉理事长

[日] **板仓弘重** ◎著

卓惠娟 ◎译

长江出版传媒

湖北科学技术出版社

因为血糖值升高而烦恼的人越来越多。倘若身体一直持续处于高血糖状态，就易患上糖尿病。一旦得了糖尿病，一辈子都不可能根治。糖尿病是不治之症，甚至可能引起生死攸关的并发症。

以前，只要自己被医师一宣告是得了糖尿病，人们几乎就会认为自己的人生已经画下了句点。但是，现在对糖尿病具有正确知识的人增加了，只要努力，还是能够设法让血糖值下降。

高血糖患者（前期糖尿病患者）应设法保持健康状态；已确定罹患糖尿病的患者，则应尽量避免引起并发症，以积极的态度继续活下去。

现在人们也了解，即使血糖值偏高，离并发症发生约有 10 年的时间，这是糖尿病的特点之一。换句话说，只要在并发症发作前的 10 年间，接受适当治疗，就能确实改善健康状态。最可怕的是因为没有自觉症状而置之不理。

曾有一段时期，一说到治疗糖尿病，就是服药与注射胰岛素。

最近，食疗和运动疗法等健康疗法，日渐成为主流。自行检测血糖值的仪器，如今在使用上也比过去更加便利。以医师的角度，也极力鼓励患者要关心自己的身体状况、采取积极治疗的态度。

另外，泡澡、芳香疗法、穴位治疗、服中药、森林浴等各种借由舒压来降低血糖的方式，也广为人知。

本书先从学习正确的知识开始，帮助大家努力使血糖值下降。请大家利用适合自己的方式来降低血糖值。

板仓弘重

2011 年 3 月

第1章 了解糖尿病　11

● 健康检查时发现血糖过高能够忽视吗？⋯⋯ 12

● 从原因不明的不治之症进入可以选择合宜控制方式的

　时代⋯⋯ 14

● 了解糖尿病 1　人体有自然调节血糖值的功能⋯⋯ 16

● 了解糖尿病 2　调整血糖值的激素⋯⋯ 18

● 了解糖尿病 3　依成因分成 1 型糖尿病和 2 型糖尿病⋯⋯ 20

● 了解糖尿病 4　妊娠糖尿病⋯⋯ 22

● 了解糖尿病 5　肥胖导致儿童 2 型糖尿病激增⋯⋯ 24

● 先了解自己 1　从饭前血糖值即可了解大致状况⋯⋯ 26

● 先了解自己 2　以葡萄糖耐量试验确定分类⋯⋯ 28

● 血糖值与胰岛素无法维持平衡将导致糖尿病⋯⋯ 30

● 糖化血红蛋白值有助于发现中期的血糖值变化⋯⋯ 32

● 高血糖的主因是吃太多与偏食⋯⋯ 34

● 胰岛是胰脏内的微小器官⋯⋯ 36

● 肥胖、运动不足、压力等都是糖尿病的诱因⋯⋯ 38

● 代谢综合征是糖尿病的大敌⋯⋯ 40

● 早期发现、防止并发症，重视血液检查⋯⋯ 42

● 从自觉症状判断是否高血糖⋯⋯ 44

专栏 1　在世界各地已确认的神秘疾病⋯⋯ 46

第2章 糖尿病引起的并发症 47

● 真正可怕的是并发症…… 48

● 破坏神经、视网膜、肾脏的三大糖尿病并发症…… 50

● 潜伏的急性并发症引起突如其来的昏迷…… 52

● 并发症的形成1 多余的糖分制造出 AGE 大敌…… 54

● 并发症的形成2 胶原蛋白生产过度…… 56

● 并发症的形成3 毛细血管阻塞的伤害…… 58

● 神经病变1 一定会造成左右对称性麻痹…… 60

● 神经病变2 末期阶段将失去任何感觉…… 62

● 神经病变3 也会造成自主神经病变…… 64

● 神经病变4 末梢神经病变引起糖尿病足…… 66

● 视网膜症病变1 突如其来的失明…… 68

● 视网膜症病变2 早期发现就能早期治疗…… 70

● 肾脏病变1 发现水肿时已完全恶化…… 72

● 肾脏病变2 尿毒症之后就是洗肾…… 74

● 肾脏病变3 通过尿蛋白检查了解状态…… 76

专栏2 胰岛素的发现是在进入 20 世纪之后…… 78

第3章 血糖值的控制法 79

●二话不说，立即开始治疗······ 80

●经检查了解自我状况，避免为时太晚······ 82

●设定目标，控制血糖······ 84

●调整血糖值的3个方法······ 86

●积极乐观，自我检测血糖值······ 88

●进行自我管理 BMI 和标准体重······ 90

●渡边教授的挑战1　限制一天的热量摄取······ 92

●渡边教授的挑战2　饮食和运动成功控制血糖······ 94

●糖尿病患者每年增加，持之以恒治疗者是少数······ 96

专栏3　加拿大医师发现胰脏萃取物······ 98

第4章 糖尿病的饮食疗法 99

●挑战食疗之前先了解所需热量······ 100

●利用食品交换表控制热量······ 102

●最重要的是均衡，以长期抗战的心态努力······ 104

●细嚼慢咽，才能持之以恒······ 106

●显示血糖上升度的GⅠ值······ 108

●谨慎使用油、盐等基本调味料······ 110

● 酒和肉类适可而止，心情愉快最为重要┈┈ 112

● 食疗的天敌是外食，外食如何吃出健康？┈┈ 114

● 推荐食材 ① —— 舞茸　特殊成分可以降血糖┈┈ 116

　◎ 茄子镶菇┈┈ 117

● 推荐食材 ② —— 牛蒡　牛蒡皮富含的菊糖很重要┈┈ 118

　◎ 醋渍牛蒡┈┈ 119

● 推荐食材 ③ —— 裙带菜　褐藻素能发挥超级功效┈┈ 120

　◎ 小黄瓜裙带菜汤┈┈ 121

● 推荐食材 ④ —— 苦瓜　富含多种营养成分┈┈ 122

　◎ 辣炒苦瓜┈┈ 123

● 推荐食材 ⑤ —— 豆芽菜　营养出乎意料地丰富┈┈ 124

　◎ 咖喱炒豆芽┈┈ 125

● 推荐食材 ⑥ —— 豆类　富含理想蛋白质┈┈ 126

　◎ 红腰豆浓汤┈┈ 127

● 推荐食材 ⑦ —— 洋葱　持续吃可以降血糖┈┈ 128

　◎ 烤洋葱┈┈ 129

● 推荐食材 ⑧ —— 冬瓜　钾含量丰富，有利尿作用┈┈ 130

　◎ 冬瓜烩鸡肉┈┈ 131

● 推荐食材 ⑨ —— 梅子醋　梅子和醋都能有效控制血糖值┈┈ 132

　◎ 梅渍芜菁┈┈ 133

● 推荐食材 ⑩ —— 麦饭　适当摄取碳水化合物┈┈ 134

　◎ 小松菜麦饭寿司卷┈┈ 135

● 推荐食材 ⑪ —— 节瓜　深色蔬菜抗氧化力强┈┈ 136

◎节瓜鲭鱼堡······ 137

●推荐食材 ⑫—— 大蒜　极佳的碱性食品······ 138

　◎夏威夷风鲔鱼盖饭······ 139

●推荐食材 ⑬—— 香蕉　富含钾的水果······ 140

　◎香蕉薄荷欧蕾······ 141

●推荐食材 ⑭—— 苹果　帮助体内大扫除······ 142

　◎苹果核桃沙拉······ 143

●推荐食材 ⑮—— 卷心菜　富含维生素 C 的低热量蔬菜······ 144

　◎渍物卷心菜卷······ 145

●推荐食材 ⑯—— 胡萝卜　抗氧化作用强······ 146

　◎胡萝卜裙带菜炒豆腐······ 147

●推荐食材 ⑰—— 沙丁鱼　不饱和脂肪酸可以清血······ 148

　◎菠菜佐沙丁鱼煮番茄······ 149

●推荐食材 ⑱—— 秋葵　黏液成分产生绝佳效果······ 150

　◎汆烫秋葵······ 151

专栏 4　糖尿病和肉、酒、香烟之间的关系　肉、酒、香烟非戒不可吗?······ 152

第5章　糖尿病的运动疗法　153

●步行是运动疗法的基础······ 154

●运动疗法可期待的立即效果与慢性效果······ 156

●步行时速度要稍快……158

●游泳、健身脚踏车、体操，寻找适合自己的运动……160

●上下班或做家事时也是运动的机会……162

●刺激穴位有助于控制血糖……164

●投球动作重点是以平时不常用的手臂做练习……166

●抬腿地板操，训练肌肉，调整歪斜的骨架……168

●水平踏步运动，以正确的方式训练肌肉……170

●吹哨式呼吸动作，自然养成腹式呼吸的习惯……172

●搓揉小腿肚，可以促进血液循环……174

●搓揉手心，提升内脏功能……176

●同时按摩2处穴位……178

专栏5　笑能够使血糖下降……180

第6章　糖尿病的药物疗法与生活习惯改善法　181

●胰岛素疗法①　胰岛素治疗环境与意识的进步……182

●胰岛素疗法②　最大的优点是没有副作用……184

●胰岛素疗法③　立即见效的速效型、持续时间久的中间型……186

●药物疗法①　刺激胰脏分泌胰岛素的药物……188

●药物疗法②　增强胰岛素作用的药物……190

●适合本身体质的中药能够缓解各种症状……192

●饭后饮茶控制血糖，世界各国的茶令人瞩目……194

●喝咖啡是消除压力最佳预防对策⋯⋯ 196

●消除压力① 释放压力，保持身心愉快⋯⋯ 198

●消除压力② 有效的泡澡能使心情放松⋯⋯ 200

●消除压力③ 芳香疗法有调节自主神经的效果⋯⋯ 202

●消除压力④ 刷牙也能降血糖⋯⋯ 204

●消除压力⑤ 推荐森林浴与园艺活动⋯⋯ 206

第 1 章

了解糖尿病

健康检查时发现血糖过高能够忽视吗？

假设健康检查时，报告显示你的"血糖过高"。你会有什么想法呢？

"我最近稍微发胖，所以数值才会变高吧？我又不觉得有什么不舒服的症状，只要稍微节制一点，一定能恢复正常吧？"

真的可以这么乐观吗？

要判断是不是糖尿病患者，其实很容易。只要依照健康检查时的饭前血糖值，就可以判断出是健康、准糖尿病，还是糖尿病。

一旦确定是糖尿病，就无法根治。而且，糖尿病也是很有可能产生其他并发症的可怕疾病。万一恶化，很可能造成失明，甚至必须接受洗肾。

血糖值，对于健康就是这么重要的数值。

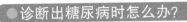

● 诊断出糖尿病时怎么办?

血糖值

糖尿病

还不要紧吗?

？

并发症

　　检查出罹患糖尿病或是高血糖时，请迅速接受治疗吧！拖延病情的后果将不堪设想。

从原因不明的不治之症进入可以选择合宜控制方式的时代

　　糖尿病是会带来可怕并发症的不治之病。虽然会突然造成威胁，在患者急剧增加的现代社会，针对糖尿病的研究也在急速地发展中。而且，研究人员发表了许多应对方式，防患于未然或是抑制病情恶化都是有可能的。

　　最早提及糖尿病的文献据说是 3500 年前的埃及王朝，因为一般认为人类最初的文明发生时，已对糖尿病有所认识。当时人们由于还不明白糖尿病的成因，因而对会导致死亡的糖尿病有所恐惧。

　　众所周知，直到 1921 年胰岛素才被发现。而且当时人们仍然不太清楚糖尿病的全貌；经过经年累月的研究，直到近代才终于了解其中的系统。

　　如今我们已进入只要学习正确知识，就可以运用适合的方法面对糖尿病的时代。

对糖尿病认识的改变

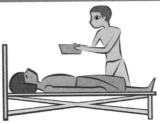

古埃及时期

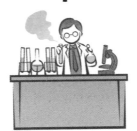

研究时期

　　过去糖尿病是导致死亡的神秘疾病。经过多年对胰岛素的研究之后，现在已迈入能够自行控制血糖的时代。

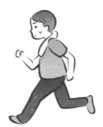

现代

了解糖尿病 1
人体有自然调节血糖值的功能

我们先了解一下人体自然调整糖分的结构。

人类的日常活动及维持身体营养需要热量，为了获得热量，就必须进食。从食物中主要的碳水化合物获得的糖分，就是转换成热量的重要物质。

从口中进入的碳水化合物通过胃液消化，借由肠道的消化酶素分解成葡萄糖，被小肠的肠壁吸收之后，由血液输送到肝脏储存。之后，通过心脏经由血液输送到全身，再经由运动、大脑思考、身体内脏的活动等消耗热量。

换句话说，进食使得血液中的糖分上升，身体消耗热量后，糖分就会下降。血中的糖分过多时，多余的葡萄糖将由肌肉或肝脏细胞吸收。相反地，糖分不足时，肝脏细胞中的葡萄糖则会释放到血液中，以自然调整血液中的糖分。

●葡萄糖被身体吸收的过程

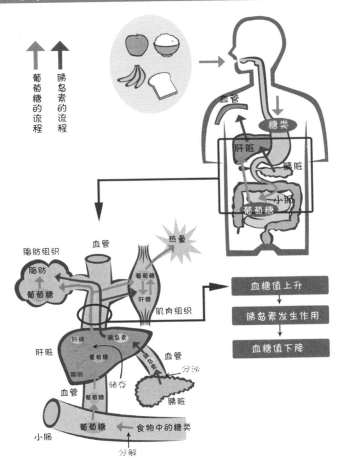

葡萄糖的流程

胰岛素的流程

血管

糖类

肝脏

胰脏

小肠

葡萄糖

脂肪组织

血管

热量

脂肪

葡萄糖

葡萄糖

肝糖

肌肉组织

血糖值上升

胰岛素发生作用

血糖值下降

肝脏

肝糖

胰岛素

葡萄糖

血管

脂肪

胰岛素

分泌

储存

血管

葡萄糖

胰脏

小肠

葡萄糖

食物中的糖类

分解

　　进入口中的食物经过消化，分解为葡萄糖由小肠吸收。血管内糖分过多时，则由胰脏分泌胰岛素，由肝脏、肌肉细胞等吸收糖分，这样，血糖值就会下降。

了解糖尿病 2
调整血糖值的激素

血液中的糖分过高时，血液会变得黏稠，导致通过主要的细小血管时不顺畅。为了防止这种情况发生的激素是胰岛素。

当血糖值变高，胰脏的胰岛组织就会分泌出胰岛素。胰岛素流进血液中，把多余的糖分转化，送到肌肉或肝脏细胞储存起来。

然而，如果血糖值上升过高、胰岛素分泌不足，这个功效就无法发挥。有些患者因为胰脏功能异常而无法分泌胰岛素，血糖值就会升高。可见胰岛素是调整人体血糖值升降的重要激素。

另外，当血液中的糖分不足时，把储存的肝糖（又称糖原）转化为葡萄糖的，则是由胰脏分泌的另一种激素——升糖素的作用。

●血管中含糖量过多时……

血液流动不顺畅。

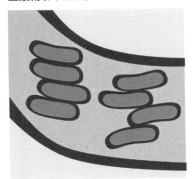

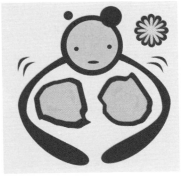

胰岛素分泌过剩，导致葡萄糖形成甘油三酯，容易引起肥胖。

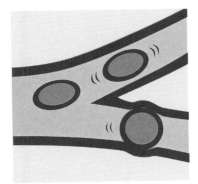

微血管容易阻塞（下方的血管）。

了解糖尿病 3
依成因分为 1 型糖尿病和 2 型糖尿病

血糖值变高，常常是因为胰岛素不足，依照它的成因，糖尿病分为 1 型糖尿病和 2 型糖尿病。

1 型糖尿病，是由于胰脏的胰岛素免疫异常以致无法分泌而引起的，患者只占所有糖尿病患者的 3%以下，其中以不到 15 岁的儿童居多。此外，较少是因为遗传，毫无预警地突然发病是其特征。

罹患 1 型糖尿病时，服药及食疗几乎无效，唯一的治疗方式是注射胰岛素。

2 型糖尿病则占糖尿病患者总数的 95%以上，本书将详加解说。因为偏食导致肥胖、运动不足等生活习惯是主因，遗传也是其中因素。根据资料分析，父母一方有糖尿病的情况下，子女罹患糖尿病的概率超过 25%；如果父母都有糖尿病，子女罹患糖尿病的概率高达 75%。

● 比较 1 型糖尿病和 2 型糖尿病的特征

分类	1 型糖尿病	2 型糖尿病
患者比例	3% 以下	95% 以上
病因	自体免疫系统异常，引起胰脏 β 细胞破坏	由遗传因子和环境因子引起
发病年龄	15 岁以下居多，但也有中年发病者	40 岁以上居多，但年轻的发病者正在增加中
发病	迅速	没有自觉症状，缓慢进行
家族遗传	家族内发生糖尿病的比例，比 2 型少	家族血亲有糖尿病者，通常会遗传
肥胖度	无关	肥胖或过去曾有过肥胖
治疗方法	胰岛素治疗	以饮食、运动疗法为主，有些情况下必须注射胰岛素
并发症	血糖控制恶化时就会发病	

数据源：日本糖尿病学会编《糖尿病治疗指南 2010》（光文堂，2010 年）、《糖尿病治疗入门》（南江堂，2006 年修订版）

了解糖尿病 4
妊娠糖尿病

　　除了 1 型和 2 型糖尿病外，还有其他导致糖尿病的原因。尤其希望大家一定要知道的，就是孕妇可能会得糖尿病。在胎儿发育关键的怀孕初期，一旦血糖值过高，就有可能引起糖尿病，十分危险。

　　怀孕期间会对胰脏造成负担，导致胰脏活动迟缓，有时也会产生胰岛素分泌不足的状况。换句话说，因为妊娠而发生糖尿病的症状，称为妊娠糖尿病。妊娠糖尿病在生产后，通常能够经由治疗痊愈。

　　相反的，怀孕之前就罹患糖尿病却未发现的情况，称为合并妊娠糖尿病。无论哪一种糖尿病，都不仅要注意并发症的恶化，流产、妊娠中毒的可能性也会升高。尤其是对宝宝的影响，可能会造成体重超过 4kg 的巨婴症、先天畸形，或是出生后的低血糖、呼吸窘迫、发育不全等状况。因此计划怀孕的女性，务必事先确认是否有糖尿病。

患有糖尿病的母亲生下来的孩子有危险性

产前检查

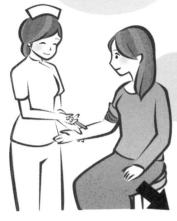

小孩的健康

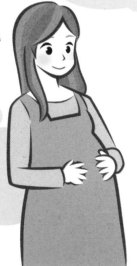

产后的健康

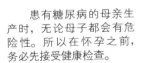

　　患有糖尿病的母亲生产时，无论母子都会有危险性。所以在怀孕之前，务必先接受健康检查。

了解糖尿病 5
肥胖导致儿童 2 型糖尿病激增

过去一般认为糖尿病是成人病，但是近年来儿童罹患糖尿病的病例也在增加中，这也属于 2 型糖尿病。

8 岁以下的患者几乎都是 1 型，10 岁左右 2 型的患者比率开始增加，14 岁之后则几乎都是 2 型。

2 型糖尿病罹病的唯一因素就是肥胖。父母娇宠孩子导致过度肥胖，血糖值升高。摄取过多点心、零食、甜饮料，以致引起过肥。

另外，也有很多人好不容易开始治疗，却因为外表看起来似乎很健康而中断治疗。因为儿童无法自行判断，所以让孩子持续接受治疗是父母的责任。10 多岁时因为糖尿病没有及时治疗，很可能会造成 30 岁出头就失明，甚至导致必须洗肾的悲剧。

●防止儿童肥胖与糖尿病

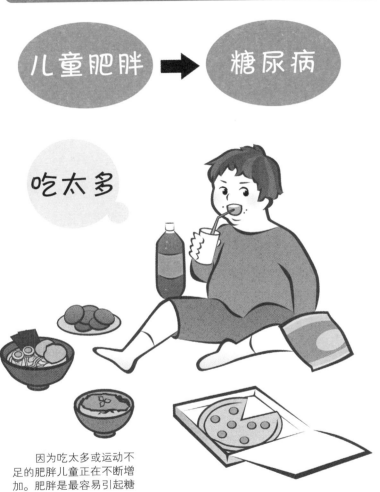

儿童肥胖 ➡ 糖尿病

吃太多

　　因为吃太多或运动不足的肥胖儿童正在不断增加。肥胖是最容易引起糖尿病的病因。

先了解自己 1
从饭前血糖值即可了解大致状况

究竟是不是有糖尿病？血液的状态如何？都可以通过检测饭前血糖值、葡萄糖耐量试验、糖化血红蛋白（HbA1c）值等，客观地了解身体的健康状况。

首先应接受的检查是饭前血糖值。饭前血糖值指的是从晚餐后开始禁食 10 小时，隔天早上检测后的血糖值。这个数值非常具指标意义，在此特别强调饭前血糖值的重要性。

● 正常值：70~110mg / dl

● 前期糖尿病：110~126mg / dl

● 糖尿病：126mg / dl（7.0mmol/L）以上

这个数值是很无情的指标。假设数值正好是 126mg / dl，找借口说"这是因为前一天刚好吃太多"也没用，你是糖尿病患者的可能性很高；这个数值将是决定是否该接受治疗的重要判断基础。

●冷静接受诊断饭前血糖值

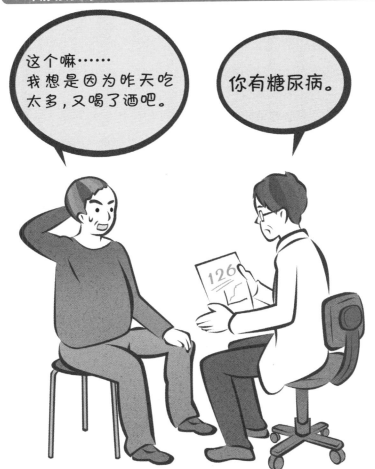

　　在医院检测饭前血糖值，根据饭前血糖值分为健康、前期糖尿病、糖尿病三种。找借口并没有用。

先了解自己2
以葡萄糖耐量试验确定分类

如果饭前血糖值超过 110mg/dl，但未达 126mg/dl，被诊断出是属于"前期糖尿病"的状况下，就要接受葡萄糖耐量试验。

这项检查是喝下含有 75g 葡萄糖的溶解水，每 30 分钟测试一次，总计 4 次血糖值。由医师来做检测应当不至于有危险性。不过必须注意，若是饭前血糖值在 150mg/dl 以上，或是饭后血糖曾一次高达 250mg/dl 以上的人，做这项检查可能会暂时飙升到 800mg/dl，会对身体造成危害。

这项检查的数值也很重要。

"正常型"是喝葡萄糖水之前在 110mg/dl 以下，经过 2 小时后在 140mg/dl 以下。"糖尿病型"则是喝之前在 126 mg/dl 以上，2 小时后在 200mg/dl 以上。如果两者都不是，则属于"前期糖尿病"。

经过这项检测，就能分辨你究竟属于正常型、前期糖尿病型或是糖尿病型。

●糖尿病的诊断标准

	饭前血糖值
正常	110mg/dl 以下
前期糖尿病	110~126mg/dl
糖尿病	126mg/dl 以上

●葡萄糖耐量试验（静脉血浆值）

经过时间	0 分钟	2 小时	判断
正常型	110mg/dl 以下	140mg/dl 以下	符合两者就是正常
糖尿病型	126mg/dl 以上	200mg/dl 以上	符合其中之一就是糖尿病
前期糖尿病	既非糖尿病，也不属于正常型		

血糖值与胰岛素无法维持平衡将导致糖尿病

首先复习一下上页的葡萄糖耐量试验，然后对照下页的图表。这张图表是葡萄糖耐量试验后，依据受测结果正常者的血糖值与胰岛素值变化而制成。

受测者饮用含有大量葡萄糖溶解水后，血糖值开始上升，从下页图中可以看出胰岛素犹如要追上血糖值般开始分泌，但经过 30 分钟后，达到高峰的血糖值开始下降，胰岛素分泌的数值也随之下降。

另外要注意的是血糖值的最高数值要在 140mg/dl 以下。健康者的餐后 2 小时血糖值应介于 70~140mg/dl 之间（低于 50mg/dl 则是低血糖），下页图可以看出受测者的数值位于健康范围内。

如果血糖值与胰岛素无法维持如这个图的状态，就是有糖尿病。

正常者的血糖值与胰岛素值

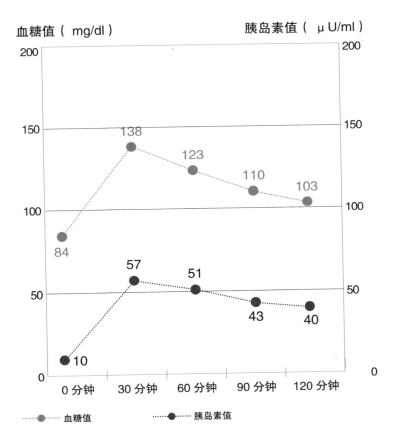

血糖值（ mg/dl ）　　　　　　　　　　胰岛素值（ μU/ml ）

84	138	123	110	103
10	57	51	43	40

0 分钟　30 分钟　60 分钟　90 分钟　120 分钟

·······●······· 血糖值　　·······●······· 胰岛素值

糖化血红蛋白值
有助于发现中期的血糖值变化

　　了解身体血液状态的第三个数字，就是糖化血红蛋白值。糖化血红蛋白（HbA1c）负责运送血液中的氧气，具有与糖结合的性质。血液中的糖分高时，与糖结合的糖化血红素比例就会变高，HbA1c值就是表示与糖结合的糖化血红蛋白百分比。

　　这个数值具有参考性，是因为它能反映出大约2个月的平均血糖值。也就是说，就算吃了甜食，数值也不会立刻改变。

　　糖化血红蛋白值若是超过6.5%则有可能是罹患糖尿病。

　　另外，一般的健康检查也能检测出这项数值，所以糖化血红蛋白值在6.5%以上时，最好接受专门检查。糖化血红蛋白值目前已被视作糖尿病诊断的一项重要数值。

● 糖尿病的诊断标准

① 饭前血糖值超过126mg/dl

② 75g葡萄糖耐量试验
2小时以上数值高于200mg/dl

③ 任一时间的血糖值在200mg/dl以上

④ HbA1c（国际标准值）在6.5%以上

符合①～④其中一项都有可能是糖尿病。

符合①～③其中一项以及第④项时，
即是确定罹患糖尿病。

高血糖的主因是吃太多与偏食

接下来要开始探讨形成 2 型前期糖尿病的主要因素。

第一是吃得太多。我们都知道用餐后血糖值会开始上升，吃得越多，血糖值就会升得越高，尤其是白饭、面包、面类、谷物等碳水化合物。还有使用砂糖的点心或饮料因含有大量糖分，更会使血糖值上升。

血糖值一升高，胰脏就会分泌出胰岛素来加以抑制。但是，当糖分摄取过多，使糖分不断地进入血液中，胰脏必须分泌更多的胰岛素，长此以往，使胰脏不堪重负，效能减弱，导致血液中残留多余的糖分。

一直饮食过度，就会超过健康者血糖值的上限 140mg/dl。

● 长期饮食过量是病因

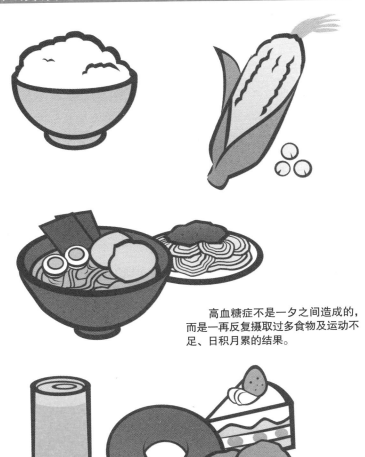

高血糖症不是一夕之间造成的，而是一再反复摄取过多食物及运动不足、日积月累的结果。

胰岛是胰脏内的微小器官

或许有人会感到纳闷：人类的其他身体器官都能各司其职照常运作，为什么唯独血糖控制容易产生问题呢?

胰脏的主要任务是制造被称为"胰液"的消化液。胰脏一天分泌胰液的量为 700~1000ml。其中，使血糖下降的胰岛素是由胰岛（兰氏小岛）制造，而大部分由 β 细胞组成的胰岛，只占了胰脏一个极小部分。

不仅是人类，动物的历史一直都是与饥饿的对抗。虽然常有食物不足的时刻，但吃得过多导致血糖过高则是预料之外的事。现代人视为理所当然的饮食过度、偏食、过胖等健康警讯，都是过去人类无法想象的。

●人体不能应对高血糖

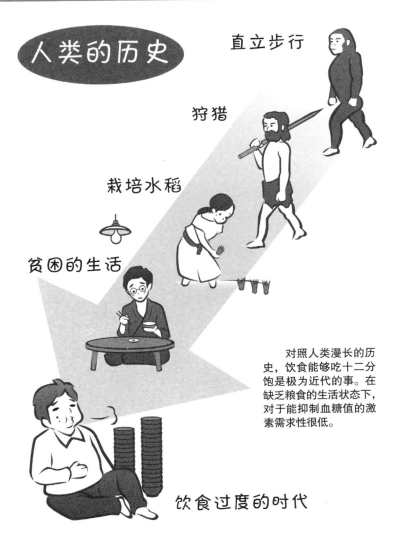

人类的历史

直立步行

狩猎

栽培水稻

贫困的生活

饮食过度的时代

对照人类漫长的历史，饮食能够吃十二分饱是极为近代的事。在缺乏粮食的生活状态下，对于能抑制血糖值的激素需求性很低。

肥胖、运动不足、压力等都是糖尿病的诱因

　　肥胖和饮食过度是造成疾病最多的原因。依据近年的研究显示，肥胖的脂肪细胞会分泌出妨碍胰岛素作用的物质。也就是说，一旦处于肥胖状态，再怎么分泌出胰岛素，葡萄糖也无法有效地被细胞吸收，身体功能因而无法正常运作。下页图显示出肥胖者随着年龄有增加的趋势。

　　另外，已经开始接受糖尿病治疗但仍然肥胖、再怎么服药还是无效的状况，也是很严重的问题。

　　其他形成肥胖的主因如运动不足、压力、生活不规律等，也是形成高血糖的元凶。

　　此外，也有数据显示：罹患糖尿病时，容易并发高血压或异常血脂症等症状。除了血糖值，也有必要控制血压及血脂肪（血清中所含的脂质）。

●肥胖者与非肥胖者患糖尿病时的差异

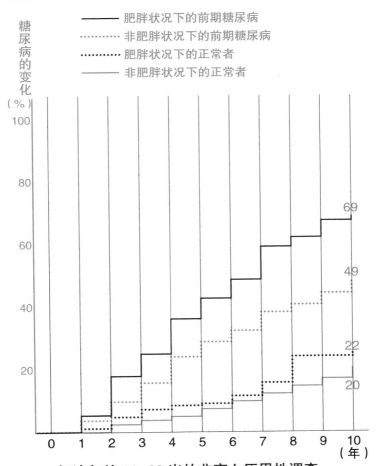

—— 肥胖状况下的前期糖尿病
······ 非肥胖状况下的前期糖尿病
······ 肥胖状况下的正常者
—— 非肥胖状况下的正常者

糖尿病的变化（％）

初诊年龄 50~69 岁的非高血压男性调查

数据源：伊藤千贺子之《糖尿病的一次预防》（诊断与治疗社）

代谢综合征是糖尿病的大敌

现代人熟悉的代谢综合征是糖尿病的一大敌人。代谢综合征的诊断标准如下：

①腰围（以肚脐为中心）男性 90cm 以上、女性 80cm 以上。

②血压 130/85mmHg 以上。

③饭前血糖值 110mg/dl 以上。

④甘油三酯 150mg/dl 以上，或高密度脂蛋白胆固醇（HDL）男性 40mg/dl 以下，女性 50mg/dl 以下。

以上 4 项中，第 1 项加上符合②～④项其中两项时，即为代谢综合征。

胰岛素正常分泌，葡萄糖却无法顺利被细胞吸收（胰岛素胆管敏锐度降低），这种现象常见于代谢综合征的患者报告之中。就并发症的观点来看，应严格防范代谢综合征。

代谢综合征的诊断标准

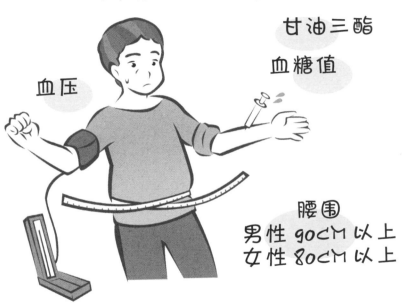

代谢综合征？

甘油三酯

血糖值

血压

腰围
男性 90CM 以上
女性 80CM 以上

根据代谢综合征的诊断标准，
检查是否有代谢综合征。

早期发现、防止并发症，重视血液检查

　　糖尿病的麻烦之处在于，不容易发现自己的血糖值偏高。一般而言，到并发症发生可能会长达 10 年以上，也就是说，不知不觉中，身体一直处在血糖值过高的状态，往往等到发现有糖尿病时，并发症也接踵而来。

　　为了避免产生这种状况，早期发现非常重要。

　　接受定期检查的人，请注意糖化血红蛋白值。只要数值超过 6.5%，就应当立刻接受专门检查。

　　此外，血液中的葡萄糖过剩时，血液就会变得黏稠，容易凝固，使得微血管容易发生阻塞而产生自觉症状。

轻率的态度会致命

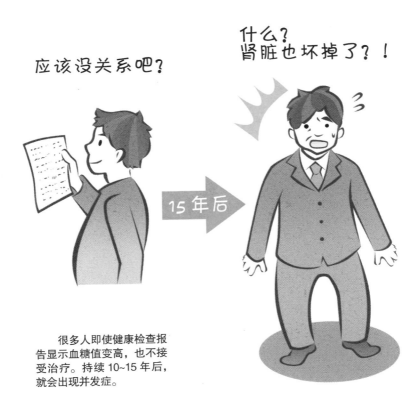

很多人即使健康检查报告显示血糖值变高，也不接受治疗。持续 10~15 年后，就会出现并发症。

从自觉症状判断是否高血糖

　　说到自觉症状，首先就是容易口渴。血液中的浓度变高，为了稀释浓度，因而需要水分，这样，半夜也会感到口渴，拼命地灌水喝。其次就是多尿。人类一天的尿液，正常状况约1~1.5L，但是高血糖时，甚至可能会排出2~4L。这是因为肾脏过滤多余的糖而引起的现象。大量尿液中混有糖分，就是这个病名的由来。

　　此外，体重减轻、容易疲倦及异常想吃东西等自觉症状，也是因为胰岛素没有正常发生作用，导致热量的处理变差。血液中的糖分溢出，导致热量不足时，会消耗储备的肝糖或脂肪。原本肥胖的人，如果吃得很多，但是体重反而减轻，不应该因为变瘦而感到开心，因为这是身体发出的警讯。

●刚开始出现的自觉症状

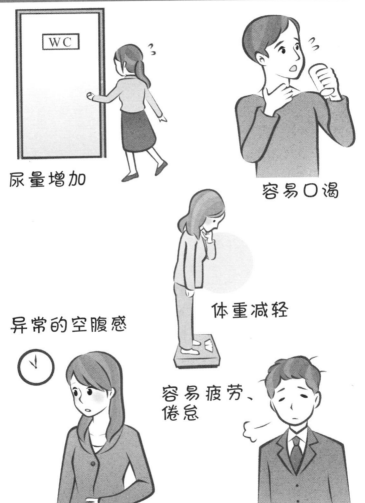

尿量增加

容易口渴

体重减轻

异常的空腹感

容易疲劳、倦怠

在世界各地已确认的
神秘疾病

　　糖尿病从古文明时期开始，就在各种文献中被记载为"谜样的疾病"。最早的记录出现在 3500 年前的埃及文献中。当时是写在草纸上，由此可见其年代之久远。

　　公元前 5 世纪时，印度的医师注意到患者的尿液有蚂蚁或昆虫聚集，因而记录下"尿液如大象尿液般多，如蜜汁般甜"，其中也记录了口干舌燥、腹泻、头痛、昏睡、勃起障碍、视力减退等症状。

　　《黄帝内经·素问》中也记载：糖尿病是"必数食甘美而多肥也，肥者令人内热，甘者令人中满，故其气上溢，转为消渴"。

第 2 章

糖尿病引起的并发症

真正可怕的是并发症

我们已经了解一旦得了糖尿病，就会变得容易疲倦，或是出现明明正常进食体重却仍然减轻等症状。

但是，真正可怕的是并发症。糖尿病引起的并发症有神经病变、肾脏病变、视网膜病变、动脉硬化、高血压、足部坏疽（组织坏死而腐烂）、心律不齐、勃起障碍、心肌梗死、卒中等，每一项都是会危及生命，或造成生活极大障碍的疾病。

但是发生并发症时，往往是血糖值处于极高状态下，已经过了10~15年，在自己毫无所觉时，重要的器官早已遭受侵蚀。

但是，如果能及早注意控制血糖值，就能防止并发症的发生。

●发生在身体不同部位的并发症

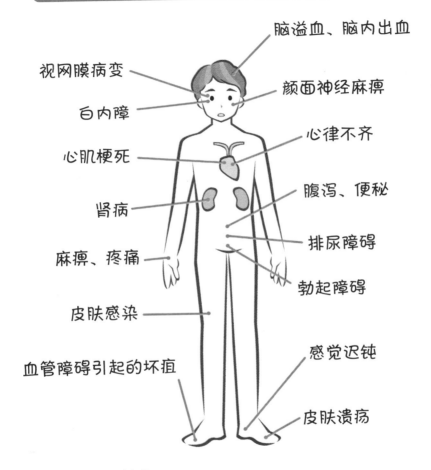

视网膜病变

白内障

心肌梗死

肾病

麻痹、疼痛

皮肤感染

血管障碍引起的坏疽

脑溢血、脑内出血

颜面神经麻痹

心律不齐

腹泻、便秘

排尿障碍

勃起障碍

感觉迟钝

皮肤溃疡

因糖尿病引起的
并发症，会使身体所有
器官都可能发生异常。

破坏神经、视网膜、肾脏的三大糖尿病并发症

　　糖尿病所引起的并发症之中，一定得小心的是糖尿病神经病变、糖尿病视网膜病变及糖尿病肾脏病变这三项，合称糖尿病三大并发症。

　　根据日本厚生劳动省的"视觉障碍疾病调查研究"显示，引起成人突然失明的最大原因是糖尿病视网膜病变。如果罹患糖尿病而未接受治疗，7~8 年内就很可能引发视网膜病变。

　　另外，日本透析医学会的调查则显示，以人工透析治疗的患者之中，40%是糖尿病肾脏病变，由此可见糖尿病并发症的骇人之处。糖尿病引起的肾脏病变大约有 10 年的潜伏期。

　　引起这些糖尿病并发症的原因，是因为小动脉（微动脉）阻塞或受损而引起的。目前已可确定将因此导致大血管的障碍，引起动脉硬化或脑溢血等重大疾病。

● 发生在身体不同部位的并发症

时间	不同部位的糖尿病并发症		
	神经病变	肾脏病变	视网膜病变
2 年	初期		
5 年	中期	微量白蛋白尿	单纯性视网膜病变
10 年			
12 年	末期		增殖前期视网膜病变
15 年			
17 年		临床性白蛋白尿	增殖期视网膜病变
20 年		洗肾	
22 年			失明

潜伏的急性并发症
引起突如其来的昏迷

　　糖尿病在欧美国家被称为"silent killer"，意思是"无声的杀手"。如字面上的意义，因糖尿病引起的并发症，导致被夺去宝贵生命的案例不在少数。

　　糖尿病并发症之中，除了大家熟知的神经病变等慢性并发症，还有急性并发症。

　　急性并发症是因为胰岛素严重不足而引起昏睡，也称为"糖尿病酮症酸中毒（DKA）"，这是由于糖代谢异常，引起脂肪分解而产生的酮体增多。酮体会使得血液转变为极酸性，对组织输氧造成阻碍。

　　另外，还有一种"高渗性非酮症糖尿病昏迷（HNDC）"，是指发生严重的脱水现象，严重时会失去意识。

　　无论突然出现哪一种急症，都是可能致命的疾病。

● 突然侵袭的急性并发症

高渗性非酮症糖尿病昏迷

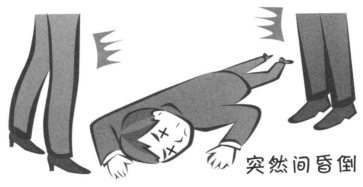

突然间昏倒

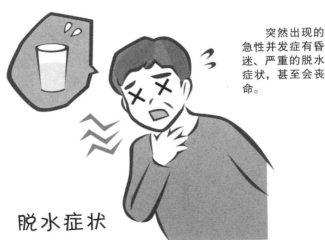

突然出现的急性并发症有昏迷、严重的脱水症状，甚至会丧命。

脱水症状

并发症的形成 1
多余的糖分制造出 AGE 大敌

为什么糖尿病会引起并发症呢？

首先请看右页图。右页图把血管内部以结构方式表现，有 3 条管状物呈螺旋交缠状，即为血管内壁的胶原蛋白。胶原蛋白的作用是防止血管断裂或硬化。

当血液中多余的糖增加（△），就会附着在胶原蛋白上，附着的糖有一部分会转变性质，成为酮胺化合物，酮胺化合物具有和糖结合的特性，于是就产生晚期糖基化终末产物 (advanced glycosylation end products, AGE)，它就是引起糖尿病并发症的致命杀手！

当 AGE 增加，血管就会失去弹性，因而引起断裂或阻塞等现象。

●AGE 的形成与血管硬化

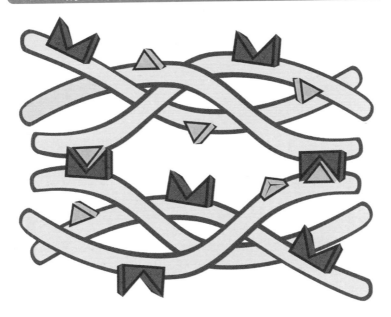

　　在血管内壁形成的胶原蛋白上，多余的糖分（△）会附着在上面。不久就会转变成酮胺化合物（⋈）。两者结合时，就产生晚期糖基化终末产物（AGE）。这就是使胶原蛋白硬化、失去柔软性的过程。

并发症的形成 2
胶原蛋白生产过度

一旦判断 AGE 是有害物质，人体内会产生巨噬细胞（macrophages）这种清道夫，然后，巨噬细胞将不断吞噬附着在胶原蛋白上的 AGE，有时在吞噬的过程中，会损伤胶原蛋白壁。

这样，巨噬细胞会产生细胞因子（cytokine）以修复胶原蛋白，因为细胞因子的刺激而过度制造胶原蛋白时，就会被黏附或使得血管变细。

AGE 不仅会造成胶原蛋白增生，也会影响蛋白质性能。糖虽然是人类生存必要的能源，然而如果长期持续高血糖的异常状态，会加速 AGE 的产生。

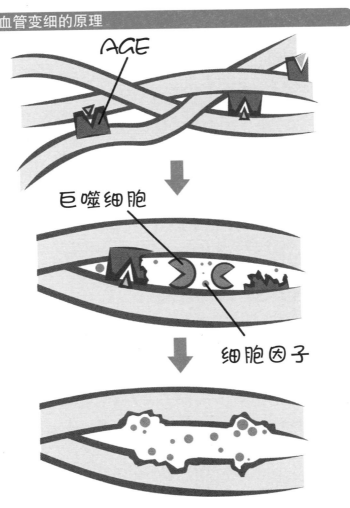

●血管变细的原理

AGE

巨噬细胞

细胞因子

吞噬 AGE 的巨噬细胞形成，伤害血管内壁，甚至因而产生细胞因子，使得血管变细。

并发症的形成 3
毛细血管阻塞的伤害

多余的糖还会造成另一个问题。

血液中的红细胞一般都是以带负电的形式存在于血液循环中，因为负电荷之间的相斥原理能够保持红细胞之间的适当距离，进而维持血液循环的畅通。然而，观察糖分增加的血液时，会发现红细胞彼此黏附在一起。因此长期血糖过高时，将导致血液循环不良，毛细血管容易发生阻塞。

毛细血管是非常纤细的组织。当 AGE 或彼此黏附的红细胞增加时会失去弹性、受到损伤。

容易发生重大并发症的末梢神经、视网膜、肾脏等，都是细小血管集中的组织，如此重要的小动脉受损而产生功能阻碍，就会带来严重的疾病。

从血糖值升高到发生重大并发症，之所以经过这么久，就是因为这样的机制。

● 血管阻塞的成因

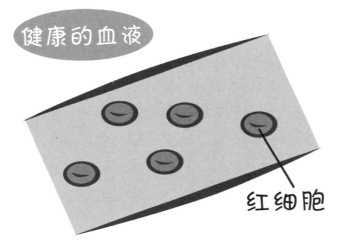

健康的血液

红细胞

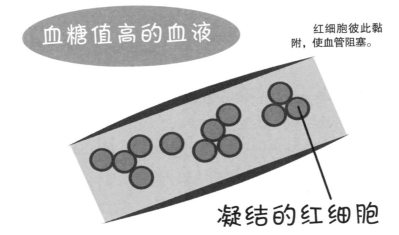

血糖值高的血液

红细胞彼此黏附，使血管阻塞。

凝结的红细胞

神经病变 1
一定会造成左右对称性麻痹

三大并发症中最早出现的症状是神经病变。血糖值极高的状态下发生并发症的情况时，较早的患者 3~5 年神经就会出现异状。然而，很多患者因为症状不明显，或是有麻痹现象，就没有联想到那是糖尿病造成的。

通常先出现的症状是手脚麻痹、脚底有异物感、腿肚抽筋。因糖尿病而引起的麻痹的较大特征是手脚左右两侧一定都会发生麻痹。如果只有单侧，可能是其他原因造成的。

另外一项特征是手脚的麻痹都先从末梢开始。因为发生在穿戴手套和袜子的部位，所以被称为四肢末梢神经病变（stocking–glove distribution）。

症状加剧时，就会产生皮肤感染、溃疡、颜面神经麻痹等现象。

●最初出现的神经病变

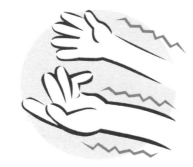

麻痹

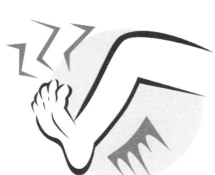

脚底有异物感

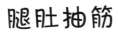

腿肚抽筋

只要感觉指尖或脚趾有麻痹症状，就要警觉可能是神经病变，务必立刻检查，接受治疗。

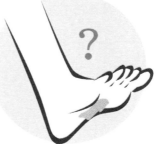

神经病变 2
末期阶段将失去任何感觉

一旦感觉到神经病变时，麻痹和异样感就会恶化。健康者或许难以想象麻痹的痛苦，有时甚至会恶化到彻夜难眠。有时候麻痹甚至会转变成疼痛。

程度更恶化时，不仅是细小动脉，连稍粗的动脉也会发生阻塞而引起坏疽。坏疽症状严重时甚至可能必须截肢。

另外，神经病变的后期，神经功能将完全丧失。这时候连痛苦的麻痹或异样感都会消失；有人可能会误以为已经痊愈，实际上却是连温度、振动、疼痛都毫无感觉。即使踩到钉子都不会觉得痛。这种感觉神经病变，只要使用音叉就能轻易确认病症。即使症状轻微仍然没有自觉时也能诊断出来，建议对自己的血糖值感到不安者，应立刻接受治疗。

发生神经病变时将变得毫无感觉

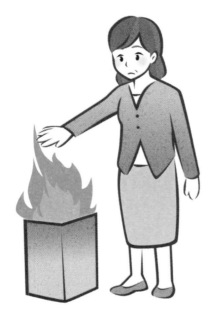

毫无感觉

感觉神经没有作用，对疼痛和热度都变得没有感觉，很容易因此引起坏疽等严重并发症。

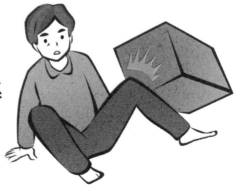

失去疼痛感

神经病变 3
也会造成自主神经病变

感觉神经病变会引起手脚发麻，但有时则是自主神经病变引起的。

自主神经分为交感神经及副交感神经。心率（心脏每分钟跳动的次数）上升，把血液输送到身体各个角落的是交感神经的功能；相反的，副交感神经负责让人体松弛休息。

当自主神经发生障碍，将造成晕眩、起立性低血压、肠胃病变、汗腺分泌病变、男性勃起障碍等。引起自主神经病变的原因除了高血糖，还有抽烟、压力等。当人类感受压力时，血糖值会上升，分泌出激素，压力和慢性高血糖有很密切的关系。

此外，自主神经病变可以通过 5 分钟的心电图测量，轻松得知检查结果。

●交感神经及副交感神经

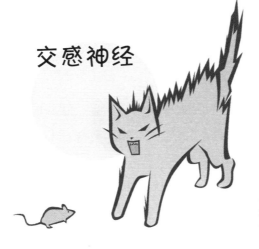

交感神经

调节兴奋或备战状态的是交感神经；相反地，让身体和大脑得到休息，则是副交感神经的作用。

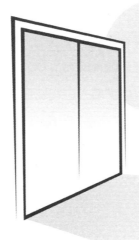

副交感神经

神经病变 4
末梢神经病变引起糖尿病足

　　糖尿病足是发生于脚趾间或趾甲的白癣菌症。很多人或许没听过这个病名，糖尿病足是一种会引起脚部溃疡、坏疽的可怕病症。

　　糖尿病足主要的原因是由于糖尿病末梢神经病变、血流障碍、对病菌抵抗力降低。

　　足部坏疽是一旦发生就只能截肢的恐怖病症，起因往往只是鞋子摩擦造成的脚伤、茧等轻伤。由于糖尿病导致末梢神经感觉变得迟钝，所以没有感觉到疼痛，以致症状恶化。独居老人因为发现太晚的病例时有所闻。

　　另外，正在接受肾脏病或视网膜治疗的人，引起糖尿病足的并发症可能性也很高，周围的人应特别加以注意照护。

●脚部对疼痛的感觉消失，就是发生了脚部病变

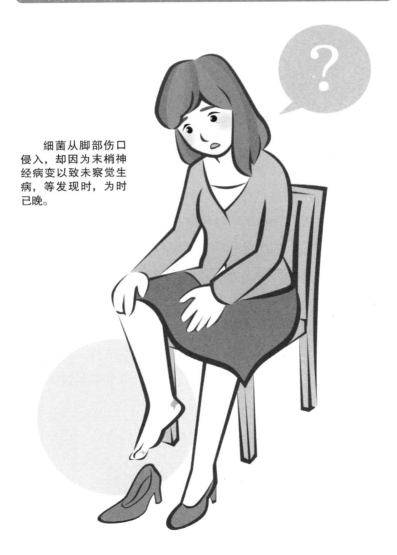

细菌从脚部伤口侵入，却因为末梢神经病变以致未察觉生病，等发现时，为时已晚。

视网膜症病变 1
突如其来的失明

　　虽然很多人十分在意眼睛的并发症，但却不太清楚相关的知识。大部分的人都以为是视力逐渐恶化，最后导致失明，这个认知并不正确。通常的病例是原本视力一直都很正常，单侧的眼睛有一天突然看不见，或是出现黑影。

　　视网膜症是因为眼睛内侧的微血管破裂而引起。刚开始为出血缓慢的阶段，几乎没有自觉症状。另外，症状还在轻微阶段时，会形成脆弱的新生血管。

　　随后出血范围逐渐扩大，当伤及视神经部分时，才忽然陷入"我突然看不见"的状态。

　　通过接受眼底检查、拍视网膜照片，就能立刻了解症状。所以已诊断出罹患糖尿病的患者，务必定期接受眼科检查。

●视网膜症的恶化进行得很缓慢，却会突如其来夺去视力

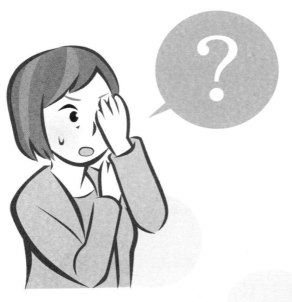

　　一旦罹患视网膜症，将在某一天突然发生失明的现象。这是因为视网膜的血管破裂引起出血。

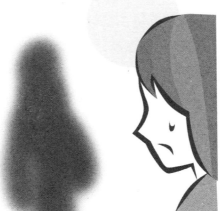

视网膜症病变 2
早期发现就能早期治疗

视网膜症有 4 个发展阶段。

一开始是"正常"。不要认为视力正常就掉以轻心，糖尿病患者应当每年接受一次定期检查。视网膜症和其他并发症一样，大约耗费 10 年的时间慢慢恶化。糖化血红蛋白（HbA1c）值在 8％以上的状态、持续 5 年以上时，大约 50％的人会发生眼底出血。

第二阶段是"单纯性视网膜症"。微血管有点状出血或是斑点。如果能及早在这个阶段发现，仍有治愈的可能。

第三阶段是"增殖前期视网膜症"，微血管出血及斑点变多。这个阶段仍然没什么自觉症状，发现时必须使用激光治疗。

最后一个阶段是"增殖期视网膜症"。微血管发生破裂，最严重时将导致视网膜破裂而失明。这个疾病几乎都是因为糖尿病引起的，最佳防范对策就是定期接受眼科检查。

●眼睛构造及视网膜病变部位

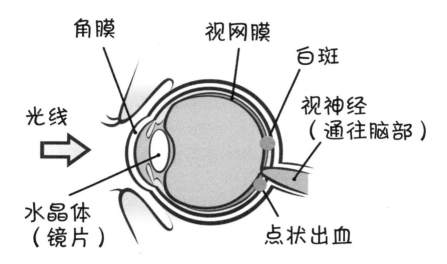

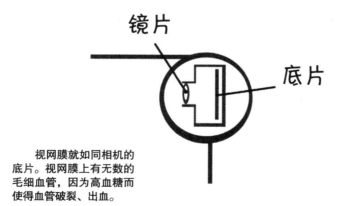

视网膜就如同相机的底片。视网膜上有无数的毛细血管，因为高血糖而使得血管破裂、出血。

肾脏病变 1
发现水肿时已完全恶化

三大并发症之中，攸关性命的是糖尿病肾脏病变。倘若血糖高却置之不理，大约经过 10 年就会发生肾脏病变。

简单来说，肾脏就是制造尿液的器官。尿液的制造大致可分成两大工程。

一是水分的调整。当肾脏功能衰退时，无法产生足够的尿量。原本摄取 1 L 的水分应该排出 1 L 的尿（汗）液，却只能排出 900ml。

这种结果会造成身体的水肿。一开始可能觉得没什么大不了，经过 1 年左右，水肿恶化可能导致无法走路。因此出现水肿症状时，一定要有肾脏恶化的警觉性。

发生肾脏病变时，脚部会发生水肿

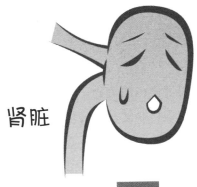

精疲力尽

肾脏

肾脏发生病变时，
制造尿液的功能衰退，
于是造成体内水分囤积，
脚部产生水肿。

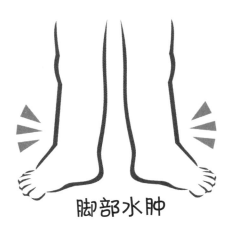

脚部水肿

肾脏病变2
尿毒症之后就是洗肾

排尿的另一功能是排泄体内的废物。囤积在体内的废物，必须通过尿液排泄出去以保持必要物质的功能。

负责这个重要工作的是肾小球这个过滤装置。肾小球原本是网状结构，当晚期糖基化终末产物（AGE）过多时，会引起阻塞，以致无法排泄废物而发生尿毒症。

一旦恶化成尿毒症，唯一的治疗方法就是血液透析，即俗称的洗肾。

以日本为例，因为糖尿病引起肾脏病变而必须洗肾的患者，1年之中高达11.3万人，这个数字是糖尿病视网膜病变者的3倍以上。

而且，更令人担忧的是因为糖尿病而必须洗肾的患者，5年后的存活率只有50%。和其他原因形成必须洗肾的患者相比，存活率很低。

发生尿毒症时必须洗肾

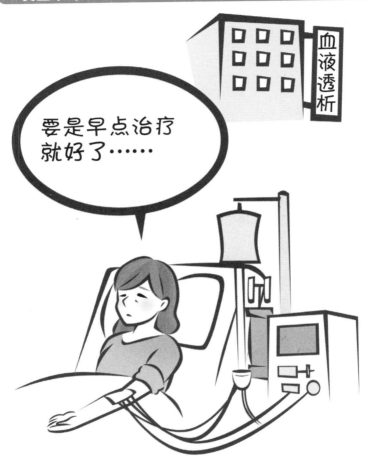

　　肾脏一旦失去以尿液排出体内废物的功能，就只有洗肾，没有痊愈的机会。

肾脏病变 3
通过尿蛋白检查了解状态

为了防患于未然，必须检查尿蛋白。

白蛋白是血液中的蛋白质，正常状况下不会出现在尿液中。但是当肾功能恶化，则会有少许混入尿液中。由于尿液中的白蛋白会立刻呈现在数值中，早期发现可以早期治疗。

糖尿病肾脏病变第一期的白蛋白尿在 20mg/L 以下（注：依检查机构不同，数值将略有差异），此时尚未引起并发症。

重要的是进入第二期的阶段。这时白蛋白尿尚未到 200mg/L 以前，只要发现了，治愈的可能性仍然很大。

然而，一旦超过 200mg/L，就会恶化成严重的病症。

肾脏病变和其他并发症相同，也是经年累月而形成的疾病，有必要提高警觉，及早检查发现、及早治疗。

● 糖尿病肾脏病变的病期分类

病期	检查值	特征
第一期 正常	正常白蛋白尿 （20mg/L 以下）	尚未引起并发症
第二期 早期肾病变	微量白蛋白尿 20~200mg/L	轻微 治愈的可能性很高
第三期 显性肾病变	大量白蛋白尿 （200mg/L 以上）	虽然已恶化，通过 治疗，仍可恢复到 第二期
第四期 肾衰竭期	血清肌酐 5~8mg/dl	更加恶化， 无法根治
第五期 洗肾期	血清肌酐 8mg/dl 以上	必须洗肾

胰岛素的发现
是在进入 20 世纪之后

虽然糖尿病自古就被发现，但其原因与治疗方式，却长久成谜。

一开始提到糖尿病和胰脏有关的人，是德国的科学家奥斯卡·明柯夫斯基（Oskar Minkowski）。他发现，摘除了胰腺的狗出现糖尿病的症状。

但是直到 1901 年，美国的病理学家尤金·奥培（Eugene Opie）通过实验，才证实糖尿病和胰脏的胰岛分泌的胰岛素有关。

那么，为什么胰岛素的研究会这么晚才开始呢？

胰脏有两个角色，一是分泌消化液这项外分泌腺的工作，一是胰岛的 β 细胞分泌胰岛素这项内分泌腺的工作。因为人类并没有其他器官担当这两项功能，但胰脏有 98% 的功能是在负责分泌消化液的工作，只有很少的功能用来分泌胰岛素，因此胰岛素是极脆弱又珍贵的激素。

第 **3** 章

血糖值的控制法

二话不说，立即开始治疗

通过饭前血糖值及糖化血红蛋白（HbA1c）或葡萄糖耐量试验，被诊断出是"前期糖尿病"或"糖尿病"者，即使没有自觉症状，也一定要立即接受适当的治疗；若是加以忽视，10 年或 15 年后，一定会产生并发症。

治疗方向如下。

被诊断出前期糖尿病的人，应以根治为目标。在早期时注意高血糖状态，只要接受正确的治疗，就有机会痊愈。痊愈后，需注意预防罹患糖尿病。

至于已经被诊断出有糖尿病的人，很遗憾无法治愈。因为糖尿病是一种无法根治的疾病。

一旦罹患糖尿病，就要思考防止并发症。如果万一发生并发症，还是有可能把它治好的，所以要寻求适合的治疗方法。

●仔细衡量本身的状况

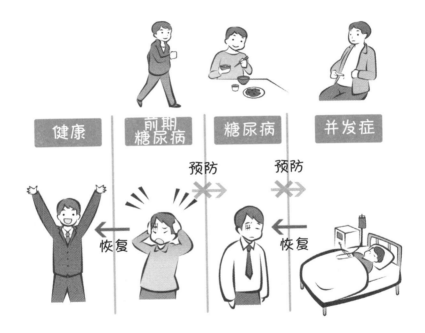

前期糖尿病以恢复健康为目标；产生并发症者以治愈并发症为目标。请认清自己的状况，采取适合的治疗方法。

经检查了解自我状况，避免为时太晚

首先从了解自己的身体状况开始。即使认为自己的症状仍然轻微，但病情仍有可能超乎自己的预期。

一般来说，要以肾脏的状况来确定病情状态。参考右页图片显示的"饭前血糖值""葡萄糖耐量试验""尿蛋白值""血清肌酸酐值"等各项检查，可以正确地将病情分为以下 6 个阶段。

▶前期糖尿病

▶单纯糖尿病

▶轻微糖尿病并发症（治愈率高的并发症）

▶糖尿病并发症（治愈率达 50% 的并发症）

▶糖尿病并发症（无法治愈的并发症）

▶洗肾

● 根据不同检查，判断属于哪个阶段

饭前血糖值（检查1A）

110mg/dl　　110~126mg/dl 以下　　126mg/dl 以上

正常

葡萄糖耐量试验（检查1B）

必须注意：葡萄糖耐量试验如果不是
因为糖尿病的诊断，而是从自觉症状
推测血糖高的状况下，首先必须测量
饭前血糖值或任一时间血糖值。如果
在极度高血糖状态下接受葡萄糖耐量
试验，反而可能引起高血糖，产生危
险。

200mg/dl 以下　　　　　　　　　　200mg/dl 以上

**前期
糖尿病**

阶段 1

糖尿病

尿蛋白值（检查2）

20mg/L 以下　　20~200mg/L　　200mg/L 以上
阶段 2　　　　**阶段 3**

血清肌酐值（检查3）

5mg/dl 以下　　5~8mg/dl　　8mg/dl 以上
阶段 4　　　　**阶段 5**　　　**阶段 6**

根据这4项检查，判断患者处于哪个阶段。

设定目标，控制血糖

　　若是能够了解自己的病况，应立刻开始治疗。基本上就是要控制血糖。

　　就如前面说明的，糖尿病可以通过各种检验数值来了解症状及状态，现在市面上也有 5 秒钟就可以得知血糖值的家用血糖测量仪。现在的仪器已大大改良过去的检测不便、疼痛等问题。

　　饭后 30 分钟血糖值是否上升？走路 15 分钟后是否下降？服药是否有用？都可以通过自己的血液状态轻易了解。这么做能够激励自己积极地治疗。和医师商量后，定下目标持续努力。

　　另外，也不要忘了定期接受葡萄糖耐量试验以及糖化血红蛋白检查。

● 测量自己的血糖值，关注自己的病情

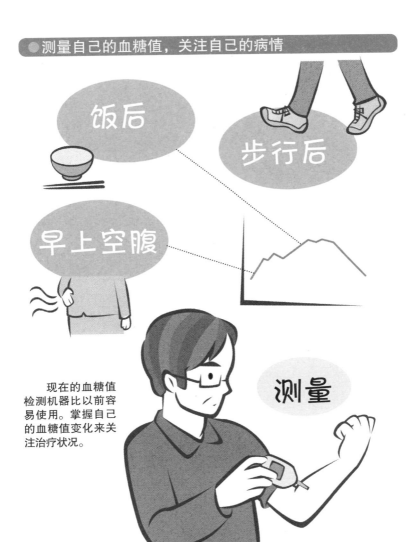

饭后

步行后

早上空腹

现在的血糖值检测机器比以前容易使用。掌握自己的血糖值变化来关注治疗状况。

测量

调整血糖值的 3 个方法

想要有效控制血糖值，有 3 个方法。

首先要特别推荐给"前期糖尿病"患者的是食疗法及运动。前面已说明过，肥胖和血糖值有非常密切的关系。只要通过自我努力，改善肥胖体质，从前期糖尿病的状态恢复健康并不困难。既不需要注射胰岛素，也不需担心服药带来的副作用。

第二个方法是营养补充剂及口服药。第二阶段"单纯糖尿病"患者糖化血红蛋白（HbA1c）值超过 7.0% 的人，必须服药让血糖值下降。

第三个方法是胰岛素治疗，即使是"单纯糖尿病"患者，有时也需要胰岛素治疗。治疗仪器近年来有了进步，自行注射胰岛素的方法也很简单。另外，若是 1 型糖尿病患者，则需要胰岛素治疗。

● 健康的血糖值控制

HbA1c值7.0%~8.0%＝

食疗＋运动

服药（营养补充剂）

＋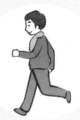

HbA1c值8.0%以上 ＝

食疗＋运动

胰岛素

服药（营养补充剂）

＋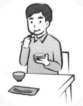

积极乐观，自我检测血糖值

以下举例说明如何测量自己的血糖值。

首先每天早上吃饭前先测量一次空腹时的血糖值。发现数值是 110mg/dl（正常的数值是 70~110mg/dl）虽然不需要测量，但仍必须定期记录。

其次是饭后 30 分钟或 1 小时后测量，目标值是 140mg/dl。这时候吃了什么食物也一并记录下来。

这样，就会发现一件很有趣的事：比方说吃了牛排 30 分钟后，血糖值没什么变化；然而吃了一碗简单的荞麦汤面，血糖值却一下子升高。这是因为牛排经过消化后，几乎都转变成氨基酸，荞麦面则转化为葡萄糖。

另外，饭后 1 小时步行或慢跑、骑自行车等运动后再测量血糖值，将会很开心地发现血糖值下降。通过这些变化，应该能够对测量自己的血糖值抱持更关心的态度。

一天的血糖值变化

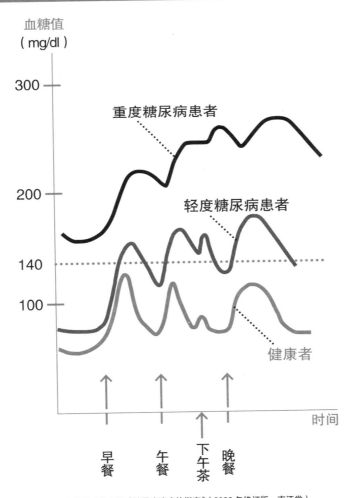

数据源：日本糖尿病学会编《糖尿病治疗的指南》（2006 年修订版，南江堂）

进行自我管理
BMI 和标准体重

今后想要挑战以食疗及运动控制血糖值的人，不妨以身体质量指数 BMI（body mass index）值来判断。

这是判断身体是否肥胖的方法，计算方式如下：

BMI= 体重（kg）÷[身高（m）]²

计算值和判断值相比，BMI 值在 25 以上的肥胖度是 1，30 以上肥胖度是 2，35 以上肥胖度是 3，40 以上肥胖度则是 4。此外，标准体重的计算是身高（m）× 身高（m）× 22（BMI），以这个数值为目标也可以。

把 BMI 值和血糖值、HbA1c 值一起记录下来吧！

● 我肥胖吗?

一个人是否肥胖,不是靠目测,
而是要根据 BMI 来判断。

$$BMI = 体重(kg) \div [身高(m)]^2$$

BMI	判断	糖尿病危险度
18.5以下	过瘦	
18.5 ~ 25	正常	
25 ~ 30	肥胖度1	
30 ~ 35	肥胖度2	
35 ~ 40	肥胖度3	
40以上	肥胖度4	

渡边教授的挑战 1
限制一天的热量摄取

　　东京农业大学营养科学系的渡边教授，53 岁那年诊断出罹患糖尿病，因而决心"要用食疗和运动治愈糖尿病"，他把笔记写成《糖尿病不吃药也可治疗》一书出版。

　　依据这本书上的内容，当他发现有糖尿病时，饭前血糖值 260mg/dl，饭后 1 小时血糖值是 300mg/dl，HbA1c 值高达 8%~12%。HbA1c 值完全是异常的状态。当时他已经有三四年肩膀酸痛、小腿肚水肿、脚癣无法痊愈的自觉症状。

　　渡边教授很仔细地记录自己的血糖值。他从一天 10 次开始，甚至曾经一天高达 20 次，详细记录血糖值的变化。

　　另外，他配合食物表，一天的热量摄取限制在 1600kcal。他在书中提到：有时午餐出现喜爱的鳗鱼饭（1200kcal），也只好克制自己只吃一半的分量。

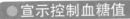
宣示控制血糖值

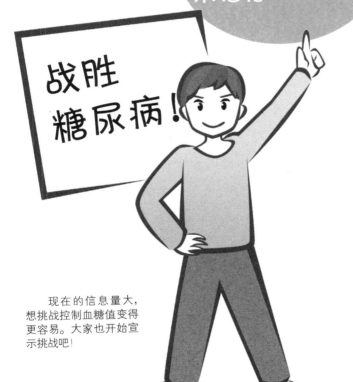

现在的信息量大，
想挑战控制血糖值变得
更容易。大家也开始宣
示挑战吧！

渡边教授的挑战 2
饮食和运动成功控制血糖

渡边教授采取的另一项控制方式，就是每天运动。

他刻意拉长上下班的步行距离，以一天 1 万步为目标。而且，一星期会去游泳 3 次。

结果 1 个月后，他的饭前血糖值下降到 100mg/dl，3 个月后的 HbA1c 值为 9.6%，9 个月后 HbAlc 值甚至降到 5.9%（优）。

渡边教授因为切身了解到睡前血糖值高的话，会影响 HbA1c 值，所以餐后 3 小时的血糖值在 200mg/dl 以上时，就散步 30 分钟。光是散步 30 分钟，就能让血糖值降到 120~130mg/dl。

就这样，他恢复了健康，6 年后还走完檀香山马拉松全程。

要是他没有控制血糖值，或许反而会发生难以恢复的并发症。

●控制血糖，迅速得到改善

即使 HbA1c 值原本在危险范围，只要运用食疗及运动疗法，9 个月后就可降到标准值以下。

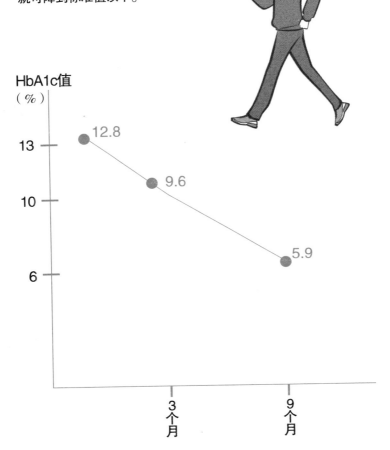

HbA1c值
（ %）

13

10

6

12.8

9.6

5.9

3
个
月

9
个
月

糖尿病患者每年增加，持之以恒治疗者是少数

　　前面介绍的是以饮食及运动控制血糖的成功案例。糖尿病患者可以使用胰岛素疗法或是口服药物治疗。寻找适合自己的方法，早期治疗是最重要的。

　　以日本为例，根据厚生省的报告，被强烈怀疑有糖尿病的人，在日本2007年全国约达890万人，加上可能是前期糖尿病的患者约有2210万人(《2007年之糖尿病实际调查报告书》)。前一年的糖尿病患者70万人，前期糖尿病患者270万人，相较之下，人数大幅增加。

　　而且，最令人忧心的是其中有半数患者不是完全没有接受治疗，就是自行中断治疗。因为没有自觉症状，所以忽视自身血糖值的危险性是主因。即使只有轻微症状，也应该早点接受治疗。

●未进行治疗者达半数

日本 *2007* 年糖尿病患者 *2210* 万人，有半数患者
不是安全没有接受治疗，就是自行中断治疗

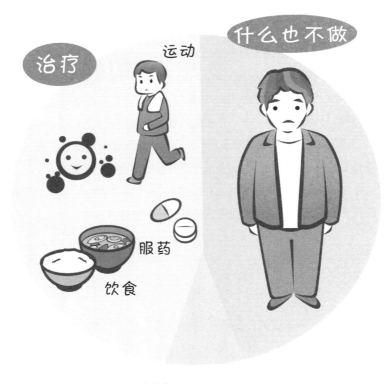

治疗　运动

什么也不做

服药

饮食

糖尿病即使没有自觉症状，
仍会不断持续恶化，什么都不做
等于缩短寿命。

加拿大医师
发现胰脏萃取物

虽然了解胰岛素的存在，但直到萃取出来，又花了 20 年。因为胰岛素会被几乎占了整个胰脏的消化酵素分解。

在加拿大某小镇开医务所的班廷（Frederick Grant Banting）和他年轻的研究助手贝斯特（Charles Best），借用多伦多大学的研究室，用小狗进行实验。他们绑住小狗的胰脏导管，发现胰脏的外分泌腺因而萎缩，只留下胰岛，并且从中成功抽出胰脏的萃取液。

继续进行临床实验的班廷，给一个少年患者注射胰脏萃取液，并奇迹般地挽回少年一命。这个治疗成效让班廷获得诺贝尔奖。

之后，英国的圣格（Frederick Sanger）博士更进一步纯化与分析胰岛素的构造，使得现代糖尿病的医学治疗能够真正得到落实。

第 4 章

糖尿病的饮食疗法

挑战食疗之前
先了解所需热量

　　最容易做到的血糖值控制法，就是饮食疗法。因为饮食失衡导致肥胖进而罹患 2 型糖尿病的人，原本就占大多数，因此，积极恢复健康的饮食生活非常必要。只要养成良好的饮食习惯，就能一辈子受益无穷，愉快地享用当季的蔬菜，并且更能享有饮食生活的喜悦。

　　首先要了解的是一天所需的热量。

　　每日所需热量（kcal）＝标准体重（kg）× 身体活动量（kcal/kg）

　　［标准体重 kg ＝ 身高（m）× 身高（m）× 22，身体活动量请参考右页］

　　通常，成年男性一天需要的热量是 1400~1800kcal，成年女性需要的热量是 1200~1600kcal。

　　如果被诊断出是糖尿病或前期糖尿病，开始进行食疗时，就必须听从医师或营养师的指导建议。

●每日所需热量

我们每天所需的热量，是依照下列公式计算的。
通常，男性需要的热量是 1400~1800kcal，
女性需要的热量是 1200~1600kcal。

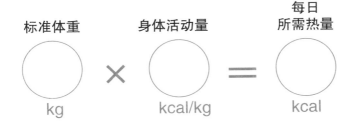

标准体重（kg）＝身高（m）× 身高（m）×22

身体活动量是指依身体活动的大小程度而定的所需热
量（kcal／kg）。
参考以下 3 种状况来计算。

●轻微劳动（主要工作属于内勤等文书作业或家务活动等）
25~30 kcal／kg 标准体重

●普通劳动（较常站立工作的职业）
30~35 kcal／kg 标准体重

●重度劳动（劳力较多的职业）
35kcal／kg 以上标准体重

利用食品交换表控制热量

　　为了方便患者控制食疗的热量,日本糖尿病学会公布了"食品交换表"。这张表主要是依照营养成分,把食物以每单位含热量 80kcal,分成四群六大表。

　　例如,白米饭 1 单位是 50g(约半碗饭)、牛肉是 30g、蔬菜是 300g。

　　假设一天摄取目标为 1600kcal,总计可以吃 20 单位的食物。尽可能依据右页表中 1 ~ 6 均衡摄取,规划自己的菜单。

　　按照图表做三餐,就可以知道能够吃什么样的食物。尽量选择热量少、但吃起来有饱足感的食物。

　　一旦养成习惯,就算外食也能够轻易计算出热量。热量管理是食疗的基础,先从彻底养成良好的饮食习惯开始吧!

●食品交换表的使用方法（每单位 80kcal）

食物分类	食物种类	每单位（80 kcal）包含的平均营养素（g）		
		碳水化合物	蛋白质	脂肪
1	**主要包含碳水化合物的食品（Ⅰ群）** 谷类、根茎类，富含碳水化合物的蔬菜、果实和豆类（黄豆除外）	18	2	0
2	水果	20	0	0
3	**主要包含蛋白质的食品（Ⅱ群）** 鱼贝类、肉、蛋、奶酪、大豆与大豆制品	0	9	5
4	牛奶及乳制品（奶酪除外）	6	4	5
5	**主要包含脂肪的食品（Ⅲ群）** 油脂、多脂性食品	0	0	9
6	**主要包含维生素、矿物质的食品（Ⅳ群）** 蔬菜（碳水化合物含量高的蔬菜除外）、海藻、菇类、魔芋	13	5	1
调味料	味噌、砂糖、味啉等			

（日本糖尿病学会编制《糖尿病食疗法的食品交换表》2002 年第 6 版，文光堂）

1 中的食品	米饭·1 单位 50g（半碗饭）
	吐司·1 单位 30g（500g 切 6 片，约半片）
	干乌冬面·1 单位 20g
	水煮乌冬面·1 单位 80g

3 中的食品	竹荚鱼·1 单位 50g（含头、骨、内脏 130 g）
	鲷鱼·1 单位 60g（切片约 1 片）
	牛肉（腿肉）·1 单位 30g（去除油脂）
	豆腐·1 单位 100g

| 2 中的食品 | 苹果·1 单位 180g（含果皮、果核） |
| | 苹果·1 单位 150g（果皮、果核除外） |

| 6 中的食品 | 蔬菜·1 单位 不同种类合计 300g |

最重要的是均衡，
以长期抗战的心态努力

确定每天摄取的热量之后，平均分配早、中、晚餐的摄取量。比如，一天的摄取量如果是1600kcal，就分配成早餐400kcal、中餐500kcal、晚餐500kcal、点心200kcal。

然后，尽可能均衡摄取五大营养素。理想的分配是碳水化合物占50%~60%，蛋白质占15%~20%，脂肪占20%~25%。另外也不要忘了摄取维生素及矿物质、膳食纤维。运用食品交换表，就能取得所有的营养。

另外，有人因为罹患糖尿病而一味地限制摄取碳水化合物，这是不可以的。积蓄于脂肪和肌肉的糖类急剧地减少时，身体会垮掉。糖尿病必须重视的是均衡饮食，才能长期抗战。

●食疗的五大重要营养素

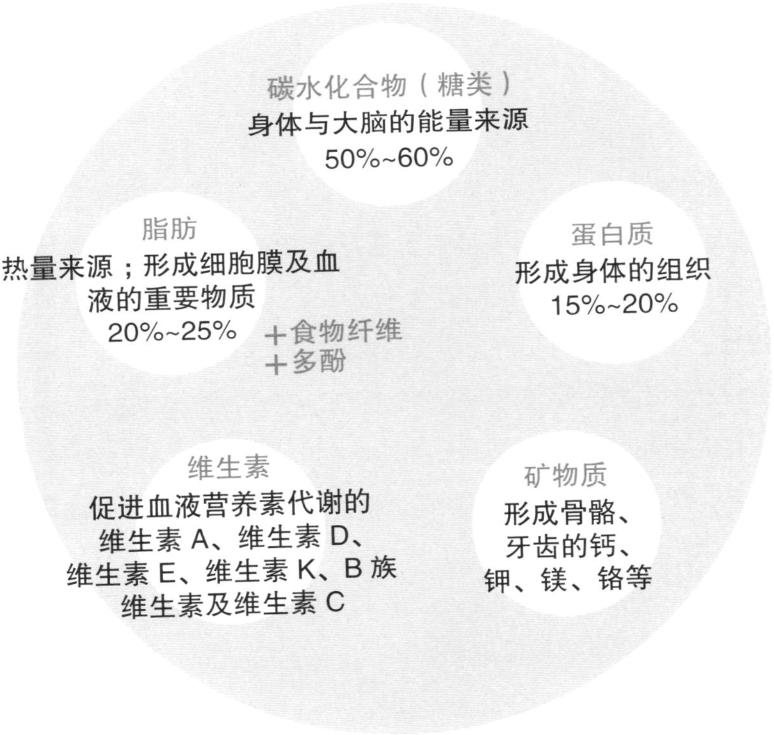

碳水化合物（糖类）
身体与大脑的能量来源
50%~60%

脂肪
热量来源；形成细胞膜及血
液的重要物质
20%~25%

＋食物纤维
＋多酚

蛋白质
形成身体的组织
15%~20%

维生素
促进血液营养素代谢的
维生素 A、维生素 D、
维生素 E、维生素 K、B 族
维生素及维生素 C

矿物质
形成骨骼、
牙齿的钙、
钾、镁、铬等

图中显示三大营养素（碳水化合物、蛋白质、脂肪）
占一天所需热量的百分比

细嚼慢咽，才能持之以恒

接下来我们来看看为了让血糖值下降而进行食疗时，应该注意的事项。

进食时必须"细嚼慢咽"是有原因的。人类在用餐后 30 分钟到 1 小时之间的血糖值会达到高峰。然而，进食的时间过短也就是吃得太快，将会使血糖值在短时间内迅速上升，这样会使胰脏因为必须分泌大量胰岛素而疲乏。原本血糖值就高的人可能会超过 140mg/dl，达到 200mg/dl、300mg/dl 的危险值。此外，细嚼慢咽也能让人在吃少量食物的状况下，还是可以得到饱足感。

正确的用餐方式对胰脏有利。用餐间隔 5~6 小时以上，能够使胰岛素分泌更为规律。另外，也要小心吃得过量。一旦破坏规律性，将会造成胰脏的负担。

可以用"偶尔吃点爱吃的食物"来鼓励自己。

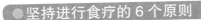 坚持进行食疗的 6 个原则

仔细咀嚼 30 次

一天 3 餐

注意均衡

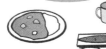

食物纤维

避免外食

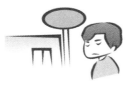

偶尔吃喜欢的食物

过度勉强进行食疗反而不能长久。偶尔吃点自己爱吃的东西，来鼓励自己坚持下去。

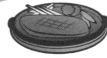

显示血糖上升度的ＧＩ值

　　每种食物显示的饭后血糖值上升数值，称为升糖指数（glycemic index，GI）。选择 GI 值较低的食物，就能避免饭后血糖值过度上升。

　　不过，GI 值会受到调理方法及个人体质影响，所以只能当作参考。

　　例如，相对于精米的 GI 值 84，糙米则是 56。另外，吐司的 GI 值达 91，黑麦面包则是 55，米粉的 GI 值是 88，荞麦则是 59，可当作选择食物时很好的参考。即使同样是吃饭，选择糙米比较好就是这个原因。

　　白米、白吐司在精制的过程中，矿物质、维生素、蛋白质等几乎完全被去除。在用餐变得更为丰盛的过程中，精制的"白色食品"被视为高级品及宝物，但就食疗的选择来看，有必要重新审视"黑色食品"的价值。

米 ● GI值

精米	84
红豆饭	77
胚芽米	70
麦（麦片）	65
糙米	56

面类 ● GI值

米粉	88
乌冬面	80
挂面	68
意大利面	65
中式面条	61
荞麦面	59
全麦面条	50

面包 ● GI值

甜面包	95
吐司	91
面包卷	83
面包圈	75
全麦面包、黑麦面包	55

谨慎使用油、盐等基本调味料

控制热量时，建议使用橄榄油。橄榄油含有不饱和脂肪酸中的油酸（oleic acid），所以在体内不易氧化，能降低血液中的胆固醇。相反地，奶油及猪油等动物性油脂则应该尽可能控制摄取。

砂糖和味啉（一种类似米酒的调味料）的消化及吸收迅速，是容易使血糖值上升的调味料。近年来已开发即使加热，甜度也不会降低的低热量人工甘味料，不妨善加利用。

盐虽然不含热量，却容易引起高血压。高血压和高血糖互为诱因，容易发生并发症，所以应避免摄取过度。

调味料之中，醋具有使血糖值下降的功能。醋含有的醋酸及柠檬酸，有助于糖的代谢。

●调味料也要谨慎使用

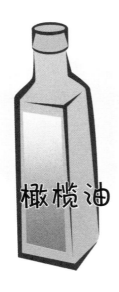

橄榄油

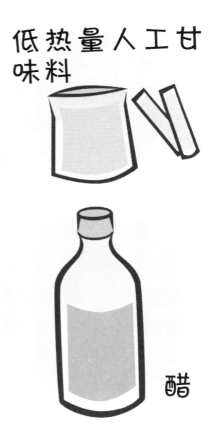

低热量人工甘味料

醋

请下厨的家人协助自己，调味料的使用也要慎选。多选用橄榄油，以低热量人工甘味料代替砂糖。

酒和肉类适可而止，心情愉快最为重要

以前的观念是糖尿病患者绝对不可以吃肉，但是现在的想法已经改变了。

不过，摄取过多动物性脂肪仍然不是好事，所以吃的时候尽可能选择猪里脊、猪腿肉、鸡胸柳、鸡胸肉，就能照样享有美食的乐趣。

吃肉时必须注意的是连蔬菜也要一起吃，最好要摄取150g以上。另外，肉的烹调尽量用清蒸或水煮，避免摄取过多脂肪。如果用炒的，则使用不粘锅来料理，尽量减低油脂的摄取量。

酒虽然对人体不太好，一味忍耐反而会造成压力，所以适量地浅尝即止也是一种办法。

● 偶尔吃得丰盛一点！

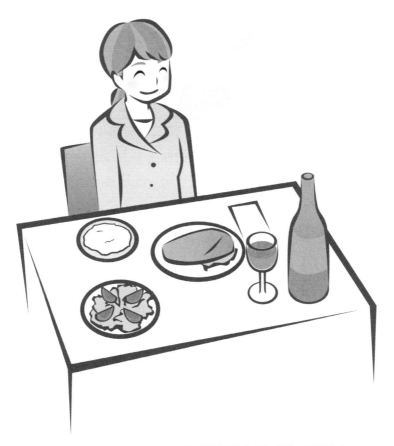

只要确实控制热量，不需要戒酒（饮酒应适当）或是完全不吃肉。

食疗的天敌是外食，
外食如何吃出健康？

　　开始食疗的人第一个必须面对的问题是外食。在家中要控制热量摄取虽然很容易，外食就无法随心所欲地控制。而且，外食的菜单几乎都以碳水化合物和脂肪为主，等于是让糖尿病患者置身在残酷的状态下。多半以砂糖或味酥调味的食物，是糖尿病患者的大敌。

　　因此，首先要设法做到只要看菜单就能大致推测出热量。有些餐厅的菜单，则会标出热量。

　　判断出热量过高时，也可以拜托餐厅的人减量，或是不要完全吃完。若是一天有两餐是外食，将难以控制热量，所以尽可能减少外食次数。

　　另外，中餐自己带便当也是很好的办法，如果没办法每天带便当，一星期可以有一两天带便当，在做得到的情况下持续下去。

● 记住外食的热量

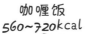
咖喱饭
560~720kcal

蛋包饭
660~800kcal

滑蛋鸡肉饭
560~640kcal

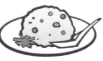
炒饭
560~720kcal

猪排盖饭
720~950kcal

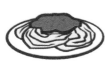
意大利面
560~800kcal

炸虾盖饭
640~880kcal

菜色多样的便当
640~800kcal

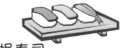
握寿司
400~560kcal

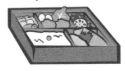

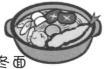
锅烧乌冬面
400~560kcal

拉面
400~560kcal

记住常见外食的热
量，就容易控制血糖值。

推荐食材①——舞茸
特殊成分可以降血糖

舞茸俗称舞菇，又称灰树花。

菇类热量低，具有抗癌、对抗病毒、降血压等功效。

其中，舞茸更含有 X- 馏分和 D- 馏分（X-Fraction、D-Fraction）独特成分。

X- 馏分具有促使胰岛素让细胞吸收血液中葡萄糖之作用，进而使血糖值下降，同时也具有吸收胆固醇的作用，可以说是很重要的成分。但由于 X- 馏分易溶于水，所以避免用水清洗是食用的关键。另外，D- 馏分则具有提高免疫力的功能。

除了舞茸之外，香菇、杏鲍菇当中也含有丰富的 B 族维生素及矿物质，应把它们作为常备食材。

至于茄子则容易吸收油分，适合用微波炉烹调。

茄子镶菇

● 材料 ●

茄子……1 个 / **对切成一半**　洋菇……2 朵 **切成薄片**
香菇……1 朵 / **切成薄片**　舞茸……1/4 盒 / **切成薄片**
小番茄……4 颗 / **切片**　洋葱……1/4 颗 / **切成薄片**
大蒜……1/2 片 / **切成薄片**　肉桂……少许
盐、胡椒……少许　橄榄油……1 大匙

● 做法 ●

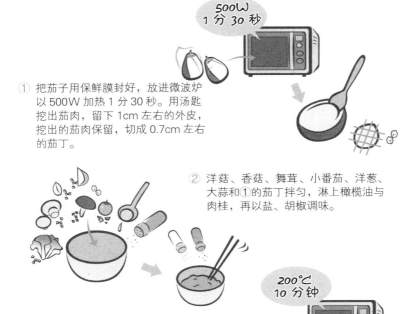

① 把茄子用保鲜膜封好，放进微波炉
　以 500W 加热 1 分 30 秒。用汤匙
　挖出茄肉，留下 1cm 左右的外皮，
　挖出的茄肉保留，切成 0.7cm 左右
　的茄丁。

② 洋菇、香菇、舞茸、小番茄、洋葱、
　大蒜和①的茄丁拌匀，淋上橄榄油与
　肉桂，再以盐、胡椒调味。

③ 在①的茄皮里各塞进一半的②，
　放进烤箱以 200℃烤 10 分钟。

推荐食材②—— 牛蒡
牛蒡皮富含的菊糖很重要

牛蒡含有对身体有益的成分，所以在中国甚至被当作药草使用。尤其牛蒡皮富含的菊糖，是完全不含葡萄糖的非水溶性食物纤维，能使血糖下降。用刷子轻轻除去脏污，连皮烹调后食用，效果更佳。

一说到菊糖，可能有人会联想到菊芋（也称洋姜），不过也可以从较容易取得的牛蒡中摄取菊糖。

此外，牛蒡中的纤维素、木质素等食物纤维，对抑制血糖值和预防大肠癌也有很好的效果。

食物纤维能清洁肠道，同时能减缓吸收、调整血糖值，很适合日常食用。

醋渍牛蒡

● 材料 ●

牛蒡……1/2 根 / **以刷子轻轻去皮，切成可放入锅中的长度**
酱油……少于 1 大匙　醋……1/2 大匙
味酥……1 小匙　芝麻……1 小匙 / **研磨成末状**

● 做法 ●

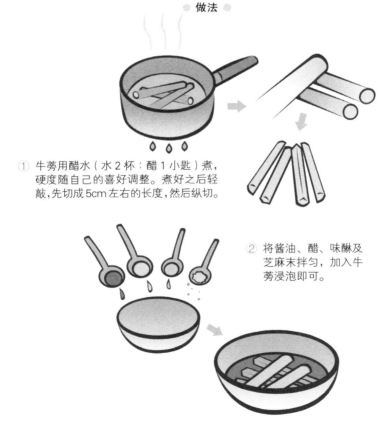

① 牛蒡用醋水（水 2 杯：醋 1 小匙）煮，
硬度随自己的喜好调整。煮好之后轻
敲，先切成 5cm 左右的长度，然后纵切。

② 将酱油、醋、味酥及
芝麻末拌匀，加入牛
蒡浸泡即可。

推荐食材③——裙带菜
褐藻素能发挥超级功效

裙带菜、羊栖菜、海带、发菜等海藻，含有褐藻素成分，这些海藻食物入口时的特有黏滑口感，就是褐藻素。

褐藻素能抑制肠内的葡萄糖吸收，具有抑制血糖值急剧上升的效果。

另外，褐藻素也具有摧毁癌细胞的功效。这项功效备受瞩目，动物实验已有证明。

另外，褐藻素也能吸附造成胃溃疡的幽门螺旋杆菌，可以说是拥有超能力的健康食品。

海藻还含有各种矿物质及维生素，平时要多多摄取。

小黄瓜裙带菜汤

● 材料 ●

小黄瓜……2 根 / 以削皮器去皮，切成一口大小
生的裙带菜……20g/ 切成容易食用的大小
姜……5g/ 切细　大蒜……1 片 / 去皮和芯，捣碎
辣椒……1/2 根 / 去籽　橄榄油……1 小匙　高汤……少许
鸡汤……200ml（也可以用水 200ml ＋少许鸡汤块）
盐、胡椒……少许

● 做法 ●

① 姜、大蒜、辣椒放入平底锅，
淋上橄榄油后，开小火煮。

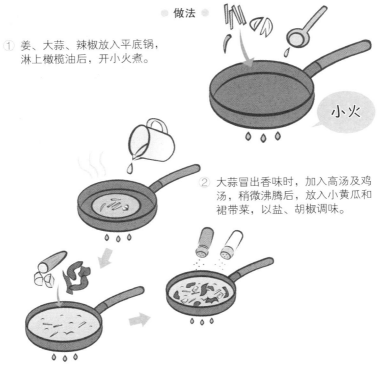

小火

② 大蒜冒出香味时，加入高汤及鸡
汤，稍微沸腾后，放入小黄瓜和
裙带菜，以盐、胡椒调味。

推荐食材④—— 苦瓜
富含多种营养成分

苦瓜具有独特的苦味，是很健康的食材。苦瓜富含维生素 B_1、钾、胡萝卜素及维生素 C。

维生素 B_1 能促进糖类的代谢，钾则有助清除血液中沉积的代谢物，有助于安定血压。

另外，胡萝卜素及维生素 C 能够抑制活性氧的活动，保持血管的弹性。当然，也不要忘了苦瓜还含有丰富的食物纤维。

苦瓜另一个特点是其种子含有一种与胰岛素功能相近的物质——多肽，可以促进糖分解，使血糖值下降。苦瓜的种子通常很少入菜，而是被制成苦瓜茶，糖尿病患者不妨试试看。

辣炒苦瓜

● 材料 ●

苦瓜……1/2 根 / **纵切一半后，用汤匙去除瓜瓤，切成 0.5cm 左右
的块状，用盐水浸泡**

板豆腐……1/2 块 / **轻轻拭去水分后，用手弄碎**

胡萝卜……1/4 根 / **切丁** 白菜泡菜……200g 猪里脊薄片……100g

大蒜……1 片 姜……少许 麻油……1 小匙 蚝油……1 小匙

盐、胡椒……少许

● 做法 ●

① 平底锅内放入压碎的大蒜及
姜末，淋上麻油，开小火。

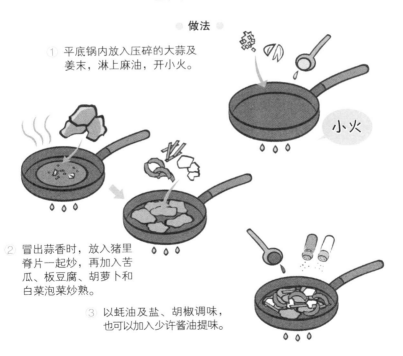

小火

② 冒出蒜香时，放入猪里
脊片一起炒，再加入苦
瓜、板豆腐、胡萝卜和
白菜泡菜炒熟。

③ 以蚝油及盐、胡椒调味，
也可以加入少许酱油提味。

推荐食材⑤—— 豆芽菜
营养出乎意料地丰富

豆芽分为黄豆芽、绿豆芽、苜蓿芽等，都含有丰富的营养成分。主要成分为天冬氨酸、钾、钙、B族维生素、铁等。豆芽是豆类发芽而来的食材，几乎和豆类含有同样的营养素。

另外，因为发芽而产生具抗氧化的维生素C，以及具有整肠功能的消化酵素"淀粉酶"。

由于豆芽的食物纤维属非水溶性，所以也具有清洁肠道的功能。在抑制血糖的同时，也有助于整肠。

另外，豆芽属于热量低的食品，可以多摄取，不妨以炒、煮、烫等各种不同烹调方式来变换菜单吧！

咖喱炒豆芽

● 材料 ●

豆芽……1/2 包 / **去须后以水洗净** 洋葱……1/2 颗 / **沿着纤维切成薄片**
大蒜……1 片 橄榄油……1 小匙 咖喱粉……1 小匙
酱油……1/2 小匙 盐、胡椒……少许

● 做法 ●

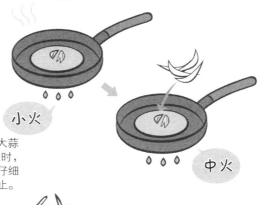

① 平底锅内放入压碎的大蒜
和橄榄油，出现香味时，
加入洋葱，改中火。仔细
炒匀直到洋葱变软为止。

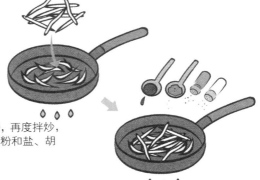

② 把豆芽加入①，再度拌炒，
以酱油、咖喱粉和盐、胡
椒调味。

推荐食材⑥——豆类
富含理想蛋白质

大家都知道豆类含有丰富的营养；当然，豆类也含有许多对糖尿病患者有用的成分。

豆类的蛋白质，含有能够平衡必需氨基酸的理想成分，可调节血压、降低血液中的胆固醇、改善肥胖、调节高血糖带来的不良影响等。

另外，属于多酚之一的异黄酮，有降低甘油三酯及血糖值的效果。

纳豆、豆腐、豆渣、黄豆粉等大豆加工品，也含有丰富的养分，这些加工食品虽然各含不同的营养成分，但都有助于控制血糖。

可以用红腰豆来做西式浓汤。依各人的烹调手艺可以做出多种料理，也是豆类的优点。

红腰豆浓汤

◉ 材料 ◉

红腰豆罐头……1罐（120g，不含水分） 洋葱……1/2颗 / **切成薄片**
豆浆……200ml 鸡汤……100ml（或水100ml＋少许鸡汤块）
橄榄油……1小匙 盐、胡椒……少许

◉ 做法 ◉

① 橄榄油放入锅里加热，加入洋葱，炒到变软为止。

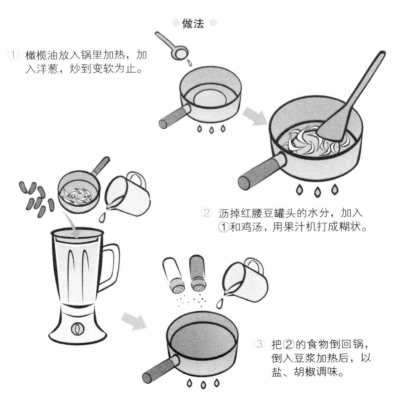

② 沥掉红腰豆罐头的水分，加入①和鸡汤，用果汁机打成糊状。

③ 把②的食物倒回锅，倒入豆浆加热后，以盐、胡椒调味。

推荐食材⑦——洋葱
持续吃可以降血糖

　　洋葱是大家熟知的有降血糖功能的代表食材，其中最能发挥效用的，是辛辣成分的蒜氨酸；切开洋葱时呛鼻的味道，正是蒜氨酸的作用。

　　要使蒜氨酸发挥作用，生吃洋葱最有效。尤其是切开放置15分钟后，效果更好。另外，因为蒜氨酸属于水溶性，所以放置水中会降低成分。虽然效果因人而异，不过平均每天摄取50 g（1/4 颗），就能发挥效果。

　　另外，洋葱加热后摄入，能有效降低甘油三酯和胆固醇，如果很在意肥胖的人，不妨加热调理。

　　此外，洋葱里含有多酚，也有助于清洁肠道。

烤洋葱

● 材料 ●

洋葱……2 颗 / **不去皮洗净，切除根部**
橄榄油……2 小匙　盐、胡椒……少许
帕马森干酪……少许

● 做法 ●

① 用锡箔纸把洋葱包好，放进烤箱用 180℃烤 1 小时。

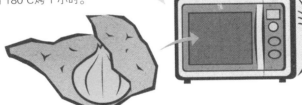

② 小心不要烫伤。把锡箔纸和洋葱外皮剥掉后，淋上橄榄油，再撒上盐、胡椒和帕马森干酪。

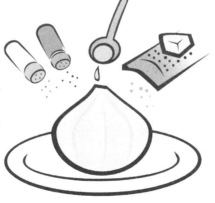

推荐食材⑧——冬瓜
钾含量丰富，有利尿作用

　　冬瓜含有丰富的钾。钾具有强大的利尿作用，尿量增加，可以排出体内多余的代谢物，发挥降血糖的功效，也对肾脏有利。

　　另外，钾能够排出造成血压上升的钠，有稳定血压的作用。

　　冬瓜还含有皂素。皂素能够分解油脂，分解体内囤积的甘油三酯，释放到血液中。这个作用能够抑制空腹感，自然地控制食物摄取量。

　　冬瓜是夏季当令食材，多加利用来做些好吃的料理吧！

冬瓜烩鸡肉

⊙ **材料** ⊙

冬瓜……300g/ 去除皮和瓜瓤，切成一口大小
蟹肉罐头……1罐/ 切成薄片　鸡绞肉……60g　高汤……300ml
酱油……1大匙　太白粉水（水2大匙＋太白粉1大匙）
盐、胡椒……少许　三叶芹……适量

⊙ **做法** ⊙

① 高汤和冬瓜放入锅里加热，以
　小火煮到冬瓜呈透明变软、用
　筷子可以穿透为止。

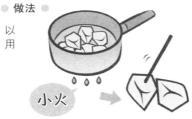

小火

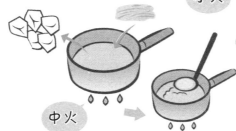

② 先把冬瓜取出，然后
　加入鸡绞肉，改用中
　火。小心地捞掉浮沫
　杂质。

中火

③ 蟹肉罐头连同汤汁一起倒入锅
　中，以盐、胡椒调味后，再次
　倒入冬瓜，用太白粉勾芡。起
　锅倒入碗盘后，撒上三叶芹。

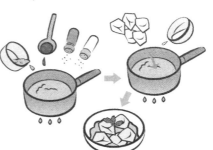

推荐食材⑨—— 梅子醋
梅子和醋都能有效控制血糖值

血液中的糖分升高时，血管内壁会失去柔软性，使得血管内产生窄化现象，因而引起各种不同的并发症或动脉硬化等。

根据最近的研究，梅子具有抑制会形成血管窄化的血管平滑肌细胞增生的功用，换句话说，梅子有助于使血液循环更流畅。

梅子同时也含有具抗氧化作用的多酚，能够防止血糖值上升。

此外，梅子还能提高胰岛素的功能，防止导致胃癌或胃溃疡的幽门螺旋杆菌增生。

醋具有使血糖值下降的功能。醋酸和柠檬酸也有助于糖类代谢。

家中不妨把梅子醋作为必备食品，经常用于料理中。

梅渍芜菁

● 材料 ●

芜菁（带叶）……中型 2 颗 / **纵切成薄片**
盐……带叶芜菁总重量的 1%
梅子醋……2/3 大匙

● 做法 ●

① 芜菁的根、茎、叶都撒
　上盐，腌渍 2 小时左右。

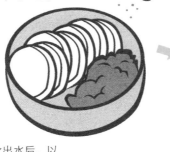
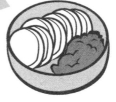

2 小时

② 芜菁腌至软化出水后，以
　水稍加冲洗，加入梅子醋
　拌匀食用。

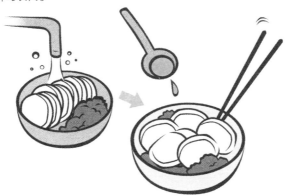

推荐食材⑩——麦饭
适当摄取碳水化合物

碳水化合物消化后将成为葡萄糖。换句话说，白饭、面包或面类是糖尿病的元凶。

不过，碳水化合物也是人类活动热量的来源，如果摄取热量不足，也会使身体陷于危险状态。

因此，我们必须学习如何适当摄取碳水化合物。其中一个方法是食用麦饭（以小麦和黑麦为原料）、糙米、黑麦面包等。

这些黑色食品的特征是代表饭后血糖值上升度的 GI 值很低，而且也含有维生素及矿物质，是优质食材。如果在家用餐都换成吃麦饭，效果会更显著。

小松菜富含铁质及矿物质，海苔具有海藻类特有的营养成分。所以，可多食用由它们制作的麦饭。

小松菜麦饭寿司卷

● 材料 ●

麦饭……2 小碗　小松菜……1/4 把 / **切碎**

麻油……1 小匙　酱油……2 小匙

柴鱼片……5 克　海苔……2 大张

● 做法 ●

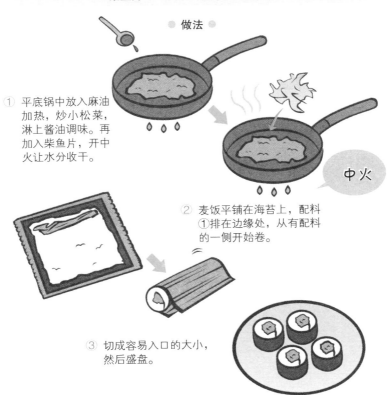

① 平底锅中放入麻油加热，炒小松菜，淋上酱油调味。再加入柴鱼片，开中火让水分收干。

中火

② 麦饭平铺在海苔上，配料①排在边缘处，从有配料的一侧开始卷。

③ 切成容易入口的大小，然后盛盘。

推荐食材⑪——节瓜
深色蔬菜抗氧化力强

深色蔬菜的色素成分含有类胡萝卜素。节瓜或青花菜等绿色蔬菜含有 α–胡萝卜素，红椒等红色蔬菜含有 β–胡萝卜素，这些色素具有很强的抗氧化作用，能够抑制活性氧的侵害。

绿色蔬菜含有"叶酸"，是合成红细胞及细胞核不可或缺的营养素，摄取充分可以舒缓疲劳，让血液循环更顺畅。

另外，β–胡萝卜素能够转换成维生素 A，有益视网膜健康。

这个菜单中用到的鲭鱼，含有 EPA（二十碳五烯酸）和 DHA（二十二碳六烯酸），可以防止血液凝固，促进血液循环。

节瓜鲭鱼堡

● 材料 ●

节瓜……2 根 / 纵切成对半，皮的厚度留多一点，挖去瓜瓤
鲭鱼罐头……1 罐　味噌……1/2 小匙
面粉……1/2 小匙　盐、胡椒……少许

● 做法 ●

① 鲭鱼弄碎，和切碎
的节瓜瓤、味噌混
合拌匀。

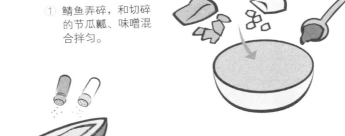

② 向挖空的节瓜中撒上一
点盐和胡椒，拍上面粉
后，把①的馅料填进去。

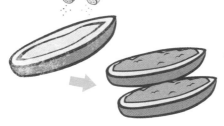

③ 放进烤箱里，以 200℃烤
10 分钟；或是用平底锅从
有配料的一面开始煎，然
后再翻面煎熟。

200℃
10 分钟

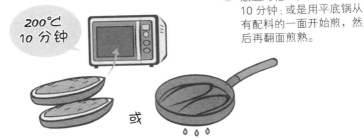

或

推荐食材⑫——大蒜
极佳的碱性食品

　　人的体质本来是弱碱性，但是疾病上身时，血液之外的体液酸碱值失衡，疲惫感一囤积，就会变成酸性。一旦体液变成了酸性，就容易肥胖，并出现肩膀酸痛、手脚冰冷等症状。

　　大蒜是优良的碱性食品，它能够使偏酸性的体质恢复成碱性。而且大蒜也含有维生素 B_1 及类胰岛素物质，具有降血糖的作用。

　　此外，造成大蒜臭味的根源大蒜素，在体内和维生素 B_1 结合后，能够活化细胞，提升内脏器官的功能。

　　右页的食谱，使用的是鱼（鲔鱼）、麦饭、洋葱、海苔及红酒醋等材料，是一道降血糖的特制料理。

夏威夷风鲔鱼盖饭

● 材料 ●

鲔鱼……150g/ **切成大块**　麦饭……2 小碗　洋葱……1/2 颗 / **切末**
大蒜……1/2 片 / **切末**　红酒醋或柠檬汁……1 小匙　酱油……1 大匙
麻油……2 小匙　海苔……1/2 片　细葱……1/4 把 / **切成小块**

● 做法 ●

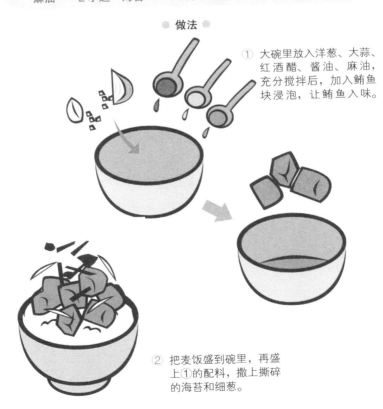

① 大碗里放入洋葱、大蒜、红酒醋、酱油、麻油，充分搅拌后，加入鲔鱼块浸泡，让鲔鱼入味。

② 把麦饭盛到碗里，再盛上①的配料，撒上撕碎的海苔和细葱。

推荐食材⑬——香蕉
富含钾的水果

水果含有丰富的维生素。接下来就使用喜爱的水果来做果汁。其中尤其推荐香蕉。

香蕉含有维生素 B_2、钾、柠檬酸。尤其是它的钾含量在水果中名列前茅。钾有助于身体代谢，而且能促进钠的排出，具有稳定血压的效果。

另外，香蕉还含有褪黑激素，能够改善失眠、降低胆固醇、提升免疫力等。

至于其他水果，则推荐抗氧化力强的猕猴桃。它含有维生素 E、维生素 C、单宁等，能够有效预防动脉硬化，同时也富含果胶等食物纤维。

香蕉薄荷欧蕾

● **材料** ●

香蕉……1根　豆浆……200ml
冰块……少许　薄荷……1株

● **做法** ●

① 薄荷只使用叶片部分，
和香蕉、豆浆一起放入
果汁机打成果汁。

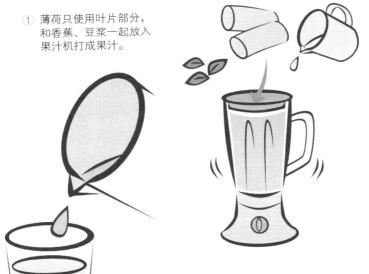

② 把冰块放进杯子里，
再倒入①中的果汁。

推荐食材⑭——苹果
帮助体内大扫除

　　有毒物质在日常生活中，会经由不同管道入侵我们的身体，例如汞、铅、镉等有害矿物质。这些物质会使肾脏及肝脏功能衰弱，是形成现代文明病的元凶。

　　苹果中含有绿原酸与槲皮素等成分，能够与侵入血液中的有害物质结合，使其丧失毒性。而且，苹果含有食物纤维果胶，可使有毒物质固化于粪便中，让有毒物质彻底排出体外。难怪会有"一天一苹果，医生远离我"的赞美词。

　　苹果皮含有丰富的果胶，同时也有研究报告指出，将苹果加热后食用，能够降低血糖、血脂。

苹果核桃沙拉

● 材料 ●

苹果……1 颗 / 去核，连皮切成丝　生菜……1/2 个 / 切丝
核桃……8 颗 / 以平底锅干炒，随意弄碎
盐、胡椒……少许　橄榄油……2 小匙

● 做法 ●

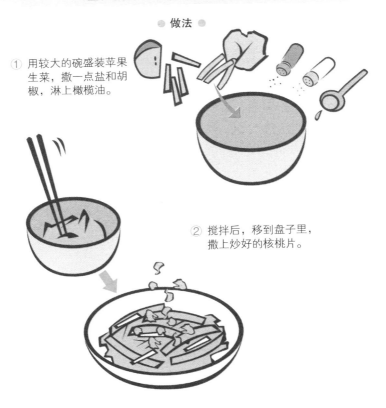

① 用较大的碗盛装苹果生菜，撒一点盐和胡椒，淋上橄榄油。

② 搅拌后，移到盘子里，撒上炒好的核桃片。

推荐食材⑮——卷心菜
富含维生素C的低热量蔬菜

卷心菜每 100g 只有 23kcal 的热量，是低热量食品。而且，卷心菜含有大量的维生素 C，只要吃 2～3 片的叶子，就等于补充了一天所需的维生素 C。

另外，卷心菜还含有维生素 U，有助于保护胃黏膜。同时，卷心菜还含有丰富的钙。

卷心菜低热量，又富含高质量的营养素，可说是最佳减肥食品。有些人甚至以卷心菜代替一餐的白饭，实施"卷心菜减肥法"。

卷心菜也是绝佳的料理食材，可以炒、煮或是煮汤，甚至生吃，能够变化出多种不同的料理。

渍物卷心菜卷

● **材料** ●

卷心菜……较大的菜叶 2/3 片　胡萝卜……1/3 根 / **切丝**
萝卜……10cm 一段 / **切丝**　小黄瓜……1/3 根 / **切丝**
姜……拇指大小一块　酱油……2 小匙　盐……少许

● **做法** ●

① 切掉硬的卷心菜心部分，用保鲜膜包好，以 500W 微波加热 2 分钟。

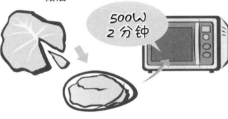

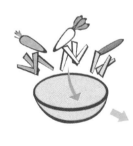

② 将胡萝卜、萝卜、小黄瓜丝放入碗内，加入研磨成泥的姜，再淋上酱油，拌匀入味。

③ 在保鲜膜上把①的卷心菜叶摊平，轻撒一点盐，铺上去除水气后的②从边缘处开始卷起，切成 3cm 大小，然后盛盘。

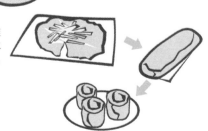

推荐食材⑯——胡萝卜
抗氧化作用强

胡萝卜等红色蔬菜，含有 β－胡萝卜素、茄红素、辣椒红素等成分。

这些成分具有强烈的抗氧化作用。高血糖的状态持续时，活性氧增加，会形成血管及肾脏疾病；通过摄取深色蔬菜可以防止这些疾病。

其中的 β－胡萝卜素进入体内时能够储存于肝脏，在必要时转化成维生素A。维生素A属于单纯物质，除了能够抑制活性氧，更有助于细胞膜的形成，有益视网膜健康，很适合作为家中的常备食材。

胡萝卜裙带菜炒豆腐

● 材料 ●

板豆腐……2/3块（200g）/ **用厨房纸巾包好，将重物压在上面沥去水分**
胡萝卜……1/4 根 / **切丝** 　裙带菜……30 克 / **切成容易进食的大小**
鸡蛋……1 颗 　柴鱼片……5g 　麻油……1 小匙
酱油……1 小匙 　盐……少许

● 做法 ●

① 麻油倒进锅里加热，先炒胡萝
卜，徒手弄碎豆腐，再和打好
的鸡蛋一起下锅拌炒。

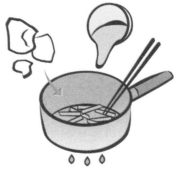

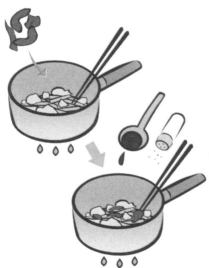

② 在①里加入裙带菜和柴鱼
片，拌匀后，用酱油和盐
调味。

推荐食材⑰——沙丁鱼
不饱和脂肪酸可以清血

以日本为例，过去日本人较少吃肉，蛋白质的摄取大多来自豆类和鱼，因此能够维持日本人的身体健康。和西方人相比，日本人的胰岛素较少，可能就是长期在这种饮食习惯下形成的。

他们的饮食文化在二次大战后，发生急剧的改变，变成以肉食及高热量饮食为主。结果，肥胖的人不断增加，糖尿病等文明病剧增。

要让这种情况好转，就要恢复过去日本的饮食习惯。其中的代表就是食用沙丁鱼等青背鱼。青背鱼含有丰富的 EPA 及 DHA 多不饱和脂肪酸。

多不饱和脂肪酸具有清血、降低甘油三酯含量的效果。

右页推荐的食谱中，使用的是含有丰富铁质的优质蔬菜：菠菜。

菠菜佐沙丁鱼煮番茄

● 材料 ●

菠菜……1/2 把 / **洗净切好备用** 调味沙丁鱼罐头……1 罐
番茄罐头……1 罐 盐、胡椒……少许
橄榄油……1 大匙

● 做法 ●

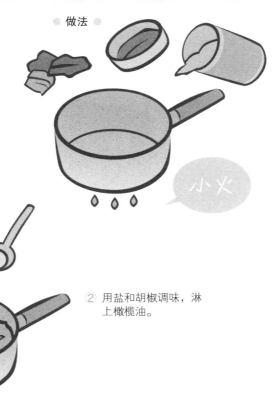

① 菠菜、沙丁鱼罐头、番茄罐头倒进锅里，以小火加热，将菠菜煮熟。

小火

② 用盐和胡椒调味，淋上橄榄油。

推荐食材⑱——秋葵
黏液成分产生绝佳效果

切秋葵时会产生滑滑的黏液，这种物质可说是秋葵特有的营养成分。

秋葵的黏液是因为有黏蛋白、果胶、半乳聚糖等多糖类，能减缓糖分吸收，降低人体对胰岛素的需求，抑制胆固醇吸收，改善血脂，因而起到辅助控制血糖值的作用。

秋葵黏液可以附着在胃肠黏膜上，有保护胃肠壁的作用。另外，秋葵黏液里含有水溶性膳食纤维，能帮助胃肠蠕动，有防止消化不良的功能，也有助于消除便秘。

同时，秋葵还含有 β–胡萝卜素、维生素 B、镁、锌等成分，其中，镁能够促进胰岛素作用，锌则是构成胰岛素的成分。

这么宝贵的黏液成分，却有加热后会降低效果的弱点，所以用烫、炒加以烹煮时，避免加热过度是一大关键。

汆烫秋葵

● 材料 ●

秋葵……8条／撒一点盐，置于砧板上轻微滚动，去除表面绒毛，
洗净后切除蒂头

高汤……100ml　柴鱼片……5g

● 做法 ●

① 高汤倒进锅里加热，
汆烫秋葵。

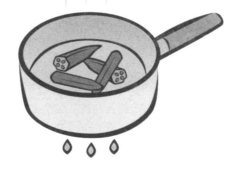

② 烫熟后纵切成半，
撒上柴鱼片。

糖尿病和肉、酒、香烟之间的关系
肉、酒、香烟非戒不可吗？

有人可能一想到开始进行糖尿病食疗后，一定得戒掉肉、酒和香烟，心情就感到格外沉重。

的确，由于食疗必须控制热量，所以热量高的肉确实对身体不好。但是，肉类因为不含碳水化合物，几乎没有必要担心血糖值上升的问题。因此，只要选择脂肪少的优质肉品，摄取量控制在容许的热量范围内，就可以放心食用。

酒类也只要选择糖分少的就可以安心享用。烧酒或威士忌都比红酒及日本酒理想。但是，红酒因为含有多酚，若是只喝一杯，对于糖尿病患者反而有益。

不过，香烟则绝对禁止。除了会对血管、肺、胃造成负担外，也会导致血压上升。因为血压及血糖值有相互影响的关系，香烟应当戒除。

第 5 章

糖尿病的运动疗法

步行是运动疗法的基础

"糖尿病患者要多走路。"这句话虽然告诉我们运动对糖尿病治疗的重要性，但事实上，其中还有更深的意义。

运动分为有氧运动与肌力训练。如果想改善高血糖，主要是以持续进行有氧运动为基础。

有氧运动中最合适的运动是步行。10~30分钟的步行可以消耗血液中的葡萄糖，对于降低血糖值很有效，饭后30分钟到1小时血糖值会上升，这时步行最有用。另外，晚餐吃得过多时，为了使就寝前的血糖值下降，晚上散步也不错。即使同样是有氧运动，激烈的运动会燃烧脂肪，补充血液中的糖度，这样反而会因为疲劳形成乳酸堆积，造成反效果。步行加上轻度肌力训练的运动量较为合适。

●步行与轻度肌力训练

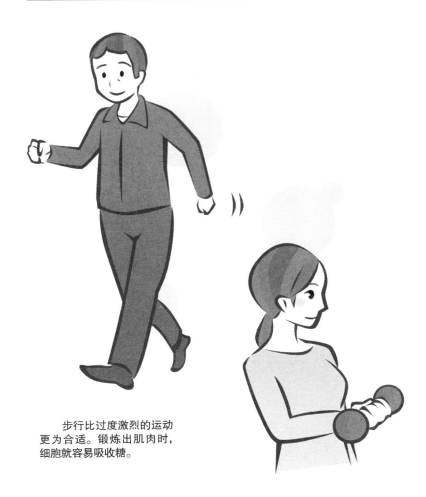

步行比过度激烈的运动更为合适。锻炼出肌肉时，细胞就容易吸收糖。

运动疗法可期待的
立即效果与慢性效果

运动疗法的效果，分为立即效果及慢性效果。

立即效果是运动后的血糖值能够立刻降低。由于运动时肌肉需要热量，会不断地汲取血液中的葡萄糖供给细胞，所以运动后的血糖值会下降。

相对的慢性效果，则是通过持续运动来增强基础代谢与基础体力。当基础代谢增加，脂肪成为能量来源被使用，就能减少体脂肪，也可以增强肌力、持久性、身体柔软度，消除疲劳。另外，持之以恒地运动，也能消除糖尿病的天敌肥胖现象。

食疗及运动疗法，是控制血糖值的两大利器。但是，如果血糖值不稳定或是有并发症时，运动也有可能产生反效果，所以进行运动疗法前必须先与医师商量。

● 运动疗法的两种效果

立即效果

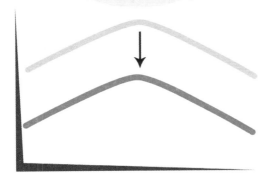

慢性效果

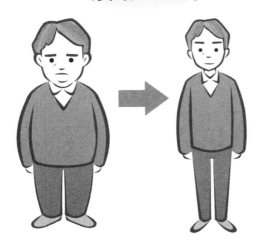

能够使饭后上升的血糖值下降，就是运动的立即效果。长期运动让体重减轻，则是慢性效果。

步行时速度要稍快

一想到步行只是走走路，马上就会觉得腻了。因此不妨抱着"我在进行运动疗法"的心情努力吧！

首先，准备一双适合走路的鞋子。即使只是走路，如果鞋子不合脚，会导致脚部、膝盖或关节疼痛。如果穿上合适的鞋子走路，心情也会跟着好起来。

步伐幅度以"身高 –100cm"为标准，挺直背脊，以稍快的速度持续快走，肩膀到手腕有节奏地摆动，脚也就能够自然有节拍地移动。

养成每天在固定时间步行的习惯，确认住家周边的地图，以公园等地方为目的地规划固定路线，偶尔走走不同的场所，也别有一番趣味。

外出时，不要忘了带水和毛巾。

● 保持正确的姿势做步行运动

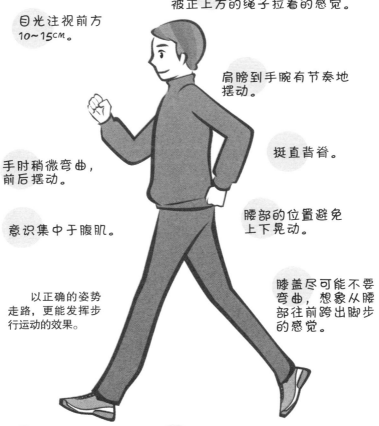

收下巴、头朝正前方，仿佛被正上方的绳子拉着的感觉。

目光注视前方 10~15cm。

肩膀到手腕有节奏地摆动。

挺直背脊。

手肘稍微弯曲，前后摆动。

意识集中于腹肌。

腰部的位置避免上下晃动。

以正确的姿势走路，更能发挥步行运动的效果。

膝盖尽可能不要弯曲，想象从腰部往前跨出脚步的感觉。

步行时以脚跟着地。

步伐以"身高 - 100cm"为标准。

游泳、健身脚踏车、体操，寻找适合自己的运动

除了步行，游泳及健身脚踏车也很合适糖尿病患者运动。雨天或夜间很适合骑健身脚踏车。觉得自己吃太多时，只要踩10分钟脚踏车，就能发挥立即效果。

配合电视或收音机播放的体操也很不错，每天在固定的时间运动，是非常重要的。

开始实施运动疗法的人，一定要记得做热身操。热身操除了可以松弛肌肉、避免运动伤害外，运动后的身体也比较不容易感到疲劳。

做完这些运动后，偶尔测量血糖值，了解步行30分钟后血糖值下降了多少，从数字来看其中的变化，将运动的成果记录下来，也能成为持续的动力。

● 游泳或体操也很有效果

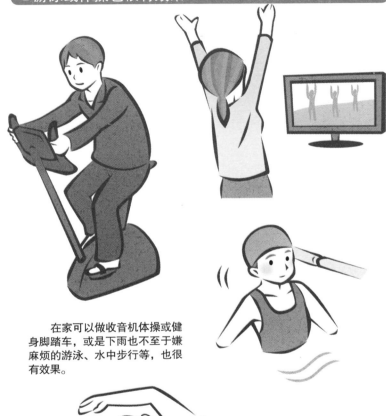

在家可以做收音机体操或健身脚踏车，或是下雨也不至于嫌麻烦的游泳、水中步行等，也很有效果。

上下班或做家事时也是运动的机会

想运动却没有时间的人，不妨利用上、下班路上的时间做运动。

首先，可以试着徒步走一站的距离，只要上、下班各走一站，就能达到目标步行时间。穿着慢跑鞋，更能提升运动的意愿。

另外，多利用公司和车站的楼梯。上、下楼梯 1 分钟，可以消耗 6kcal，只要能够不费力地上、下楼梯，就能感受到明显的效果。而且也可以当作了解当天身体状况的指标。

在地铁车厢内做踮脚尖的训练，也很有效果。做法是每一次挺直背脊，抬起脚后跟 10 秒，这个运动对于消除脚部肿胀、肌肉收缩很有效。

假日在家，不妨帮忙做家事，收拾棉被、打扫浴室、擦地板和窗户，或是购物兼散步等，家人也会为你加油！

●自行寻找机会，让身体动起来

坐地铁时，只要持续用脚尖站立 10 秒，就是很好的运动。或是帮忙做家事，家人也会感到很开心。

刺激穴位有助于控制血糖

据研究报告指出，饮食疗法、运动疗法，再加上刺激穴位，对于控制血糖有很好的效果。

中医认为，主宰身体功能的是"气""血"，体内有气和血在全身流动。身体健康失调时，刺激这个通路上的穴位，就能改善身体健康。人体全身具代表性的穴位有 360 处。

正确地刺激穴位可以促进血液循环，治疗因压力形成的慢性疲劳。

刺激穴位分为按、针、灸等方式。

用手指进行指压最方便，为了达到效果，最好还是接受专业医师的指导。

●以正确的方式刺激穴位

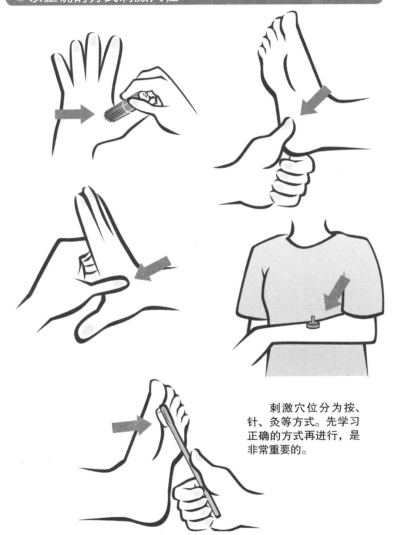

刺激穴位分为按、针、灸等方式。先学习正确的方式再进行，是非常重要的。

投球动作
重点是以平时不常用的手臂做练习

　　人体左右失去平衡时，健康状况也会跟着变差。每天都是以固定一侧的手腕或肩膀拿重物，姿势会变差，脊柱也会产生弯曲现象。

　　为了改善这个现象，日本芦原医院的芦原纪昭医师，设计了"投球动作"运动。这个运动的关键是使用较不常使用的手腕做挥动练习。一旦开始练习，你会惊讶地发现动作并不容易做好。

　　练习时，要注意尽可能动到全身，大幅度地挥动手臂，而且运动时，腹肌、背肌、脚和腰都要能够保持良好平衡。

　　一开始早晚各做 10 次，不要过度勉强。等到逐渐习惯了，再增加到 30 次。常用的那一只手臂也试试看吧。这样，应当就能逐渐矫正身体的歪斜，促进血液与消化循环。

● 投球动作

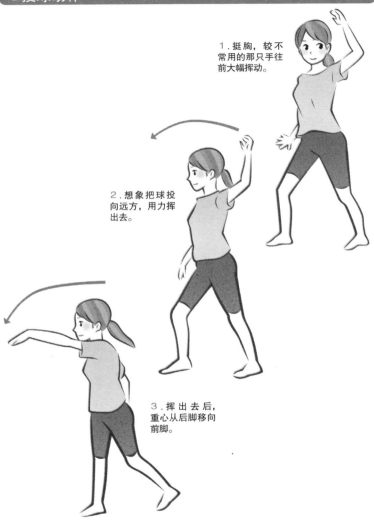

1.挺胸，较不常用的那只手往前大幅挥动。

2.想象把球投向远方，用力挥出去。

3.挥出去后，重心从后脚移向前脚。

抬腿地板操，
训练肌肉，调整歪斜的骨架

　　虽然知道运动对控制血糖值有好处，但是老年人或身体状况不佳的人，即使想做运动，也有力不从心的时候。

　　有这种困扰的人，可以试试这个运动。

　　"抬腿地板操"是由两种抬腿动作和一种抱膝动作组合而成。

　　抬腿动作能够锻炼脚部的内外侧肌肉，平时运动量不足的人，光是抬腿，就会感到有肌肉发抖的现象。

　　抱膝动作则可以锻炼腹肌；脚底及腹肌都是大肌肉，比较不容易受伤，效果又显著。

　　这个体操的另一个目的是矫正身体的歪斜。根据统计报告，糖尿病患者中，驼背人数相当多，曾经出现只要拉直背肌，血糖值就跟着改善的案例。

● 抬腿地板操

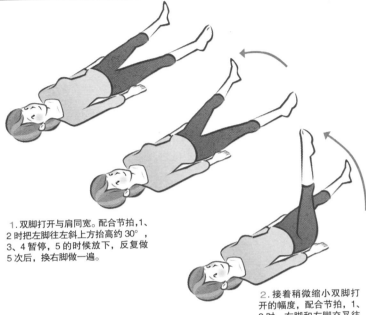

1.双脚打开与肩同宽。配合节拍,1、2时把左脚往左斜上方抬高约30°,3、4暂停,5的时候放下,反复做5次后,换右脚做一遍。

2.接着稍微缩小双脚打开的幅度,配合节拍,1、2时,右脚和左脚交叉往斜上方抬高约80°,3、4暂停,5的时候放下。

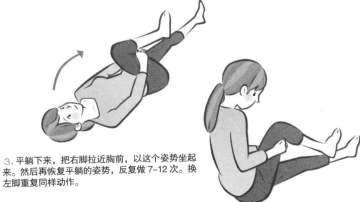

3.平躺下来,把右脚拉近胸前,以这个姿势坐起来。然后再恢复平躺的姿势,反复做7~12次。换左脚重复同样动作。

水平踏步运动，
以正确的方式训练肌肉

前面已经说过，步行对控制血糖值有好处。但是，很多人遇到雨天或寒冷的天气，会觉得出门麻烦，以致无法持续下去。

因此，建议大家不妨试试看日本加藤内科医院的加藤治秀医师设计的"水平踏步"运动。做法很简单，就是挺直背脊，将大腿抬高与地面平行而已。

但是，只要一开始练习，大腿前后、臀部及腹部内侧肌肉，都能够锻炼到。

一开始先做 10~20 次，然后再慢慢增加次数。目标是半年后能持续 3 分钟，做到 300 下左右。运动时，希望可以注意到呼吸的方式。用腹式呼吸，鼻子吸气 2 次，嘴巴吐气 6 次。配合原地踏步动作，有助于调整自主神经。

● 平踏步运动

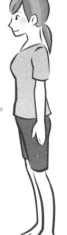

1. 放松肩部力量，挺直背脊。手指及脚趾都尽量伸直。

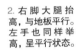

2. 右脚大腿抬高，与地板平行。左手也同样举高，呈平行状态。

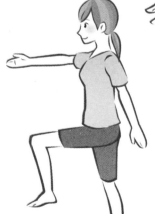

3. 换左脚重复同样动作。以嘴巴吐气6次、鼻子吸气2次的呼吸方式进行。

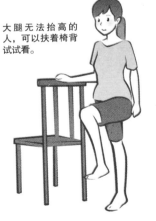

大腿无法抬高的人，可以扶着椅背试试看。

吹哨式呼吸动作，
自然养成腹式呼吸的习惯

虽然知道运动时应该用腹式呼吸，不过，似乎有许多人不容易做到。

日本中根瘦身呼吸研究所设计的"吹哨式呼吸动作"，可以一边进行简单的动作一边记住呼吸的要领。不知道怎么做腹式呼吸的人，可以尝试看看。

重点是让整个肚子凹下去，将气吐出来。吐气时，嘴巴像吹口哨般嘟起来，把气吐干净，这就是正确的腹式呼吸。

学会腹式呼吸后，接下来一边做腹式呼吸，一边把手臂左右挥动、回转绕圈圈。这些动作配合腹式呼吸，就能运动到内脏与肌肉。

坐在椅子上也可以，重要的是在轻松的状态下进行。

●吹哨式呼吸动作

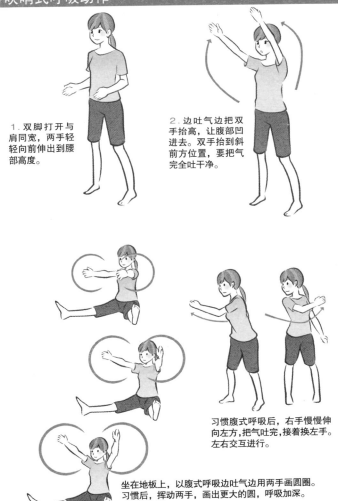

1. 双脚打开与肩同宽，两手轻轻向前伸出到腰部高度。

2. 边吐气边把双手抬高，让腹部凹进去。双手抬到斜前方位置，要把气完全吐干净。

习惯腹式呼吸后，右手慢慢伸向左方，把气吐完，接着换左手。左右交互进行。

坐在地板上，以腹式呼吸边吐气边用两手画圆圈。习惯后，挥动两手，画出更大的圆，呼吸加深。

搓揉小腿肚，可以促进血液循环

想象一下血液在体内是怎么流动的？

心脏就像强力的泵，被推出的血液经由动脉流到全身，然后再经由静脉回到心脏。静脉则通过肌肉，像挤乳般挤压输送血液，这个动作就称为挤乳动作。

小腿肚和脚底肌肉会进行挤乳动作，由于必须对抗重力、把血液送回心脏，所以需要强健的力量。

如果这部分的肌肉无法充分发挥功能，血液流动就不够顺畅，使得血液循环变差。

可以改善这种状况的是"搓揉小腿肚运动"，这个运动能改善血液循环，同时能够了解小腿肚的健康状态。检查看看自己的小腿肚是否有弹性？皮肤是否有张力？摸起来是否暖暖的？

● 搓揉小腿肚

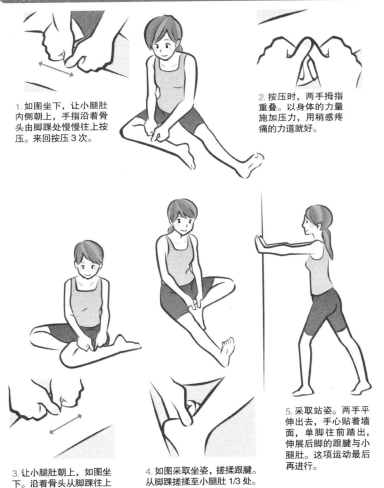

1. 如图坐下，让小腿肚内侧朝上，手指沿着骨头由脚踝处慢慢往上按压。来回按压3次。

2. 按压时，两手拇指重叠。以身体的力量施加压力，用稍感疼痛的力道就好。

3. 让小腿肚朝上，如图坐下。沿着骨头从脚踝往上压。来回按压3次。

4. 如图采取坐姿，搓揉跟腱。从脚踝搓揉至小腿肚1/3处。

5. 采取站姿。两手平伸出去，手心贴着墙面，单脚往前踏出，伸展后脚的跟腱与小腿肚。这项运动最后再进行。

搓揉手心，
提升内脏功能

　　人的手心布满了细小血管，有许多自主神经通过。自主神经是从脑和脊髓分布到全身的末梢神经，也是掌控内脏功能的重要神经。

　　通过揉捏手心，能够刺激自主神经，提升内脏功能，这就是"手心揉捏运动"。

　　右手和左手各自显示出自主神经的位置（反射区）。血糖值高的人，就揉捏和胰脏相关位置加以刺激。只要胰脏功能提升，就能分泌足够的胰岛素。同样的，胃不好的人，就要揉捏和胃相关的反射区。

　　揉捏的关键不是用手指，而是握拳以关节按压。一天按压至少 5 分钟以上，力道控制在不会感到疼痛的程度。

● 容易上手的手部穴位按摩

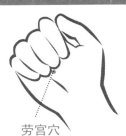

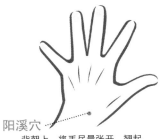

劳宫穴

    轻轻握拳，中指及无名指之间的凹陷处，就是劳宫穴。

阳溪穴

    背朝上，将手尽量张开，翘起拇指就可以看到拇指根部浮现 2 条肌腱，两肌腱之间的凹陷处，就是阳溪穴。

    按压时，以另一手的拇指按住穴位后放开，反复加以刺激。用餐后，左右手各按压 10 次才有效果。

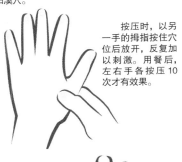

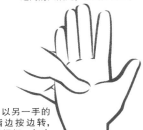

    以另一手的拇指边按边转，加以揉捏。每次揉 1 分钟，每天做 3 次左右。

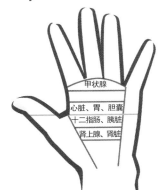

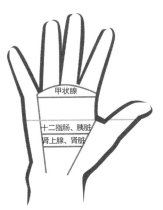

反射区

同时按摩 2 处穴位

中医认为，了解人体内流动的血液、淋巴液、神经等经络，刺激这些经络上的穴位，就能改善身体功能。

"同时按摩 2 处穴位"是日本银座的培瑞兹诊所研究出来的疗法。

据报告显示，接受这个治疗方法的患者，其血糖值和糖化血红蛋白（HbA1c）值的数值都下降了，所以这个治疗方法很受瞩目。

说到穴位，许多人都知道耳内有针对糖尿病治疗很有效的穴位。就是右页图中的神门、胰区及内分泌等 3 个位置。这 3 个位置的穴位每天按摩 2~3 次，每次按摩 1~3 分钟。

● 同时按摩 2 处穴位

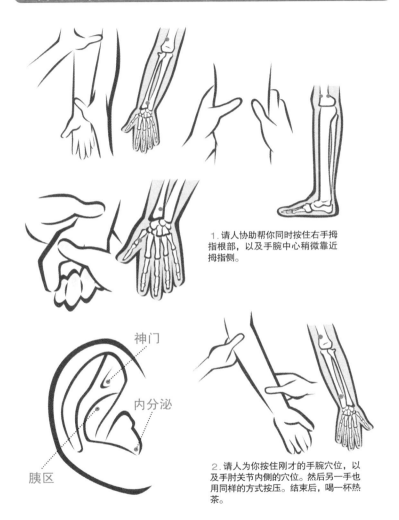

1. 请人协助帮你同时按住右手拇指根部，以及手腕中心稍微靠近拇指侧。

神门

内分泌

胰区

2. 请人为你按住刚才的手腕穴位，以及手肘关节内侧的穴位。然后另一手也用同样的方式按压。结束后，喝一杯热茶。

笑能够使血糖下降

日本人常被说是喜怒哀乐不形于色的民族。从日本人的观点，可能会忍不住想反驳："内敛才是美德。"

确实，意大利人或西班牙人，都给人一种开朗的印象。即使同样是亚洲人，也常在电视屏幕上看得到韩国人悲伤时号啕大哭的影像。

日本筑波大学的村上和雄教授，曾经在 2003 年针对 20 名糖尿病患者进行一项实验。第一天是有关糖尿病的演讲，第二天则是让大家观赏有趣的相声演出。

结果，虽然两天午餐吃的东西都相同，第二天的饭后血糖值却比第一天低。

开怀大笑与哭泣宣泄，都能舒缓交感神经的紧张，使身心放松。这不仅有益于血糖值，也对人体健康有帮助。

身体不健康的状况下，要发自内心开怀大笑或许很难，不过正因如此，才更要积极开朗地度过每一天。

第 6 章

糖尿病的药物疗法
与生活习惯改善法

胰岛素疗法①
胰岛素治疗环境与意识的进步

　　糖尿病和高血糖症，都是因为胰岛的 β 细胞分泌的胰岛素不足、功能不佳而引起的疾病，而且，人体除了胰岛素以外，没有其他激素能够使血糖值下降。

　　因此，补充胰岛素就成为改善高血糖最有效且直接的治疗方式。

　　然而，患者对于胰岛素治疗的观念根深蒂固，认为它是"最后的手段"；如果服药无效，就只好注射胰岛素。使用胰岛素感觉上是有点绝望的事。

　　不过，近年来由于胰岛素制剂及注射器具的改良，胰岛素疗法的环境也发生了很大的变化。血糖检测仪的普及与糖尿病相关知识的推广，都有助于改善胰岛素的治疗环境与意识。

●胰岛素注射疗法并非"最后的手段"

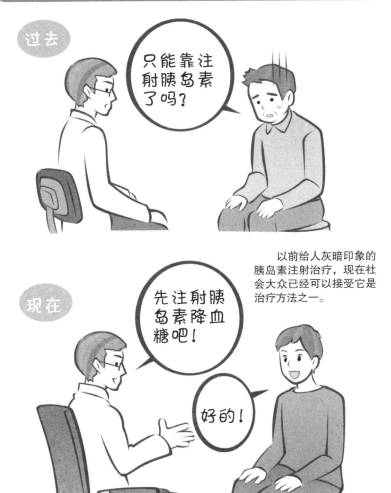

以前给人灰暗印象的胰岛素注射治疗，现在社会大众已经可以接受它是治疗方法之一。

胰岛素疗法②
最大的优点是没有副作用

胰岛素注射治疗的两项优点是：能够有效使血糖下降，而且基本上没有副作用。

小儿糖尿病、妊娠糖尿病和肝病患者之所以能够使用胰岛素注射治疗，就是因为它没有副作用。

剂量错误时，会造成低血糖。胰岛素的量与制剂的选择，最初一定要由专业医师指导。

如果意识到有低血糖的现象，只需要补充果汁和巧克力等糖分就可以了。

另外，血糖下降时，肝脏具有补充葡萄糖的功能，但酒精则会抑制这项功能，所以进行胰岛素注射治疗的人，一定要注意这一点。

● 能够有效降低血糖，而且没有副作用

没有副作用，所以很安心。

胰岛素注射

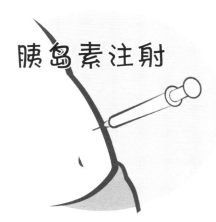

胰岛素注射疗法和口服药不同，它毫无副作用。如今的注射器也经过改良，很容易使用。

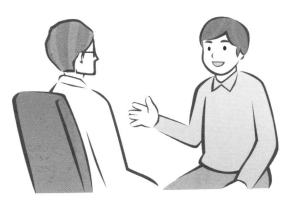

胰岛素疗法③
立即见效的速效型、持续时间久的中间型

讨厌胰岛素疗法的人，通常都是害怕注射时会疼痛，或是担心有危险。但是，随着新型注射器的改良，完全不需要有这些担忧。

注射器是塑料制的抛弃型，针头也很细，根本不会感觉疼痛。而且，注射的不是血管，而是腹部的皮下位置，不需要学习特别的技术。一般来说，只需花 15 分钟左右，就应该可以学会。

以前必须在饭前 30 分钟至 1 小时前注射，也有人因为这样而嫌麻烦；现在有速效型胰岛素制剂，注射后立即有效（持续时间 2 小时），只要在餐前注射就可以了。

中间型制剂的特征是持续效果长达 18~24 小时，另外，也有两者混合的制剂，不妨请专业医师为自己开立适合的药方。

● 用餐前注射的速效型胰岛素

过去的胰岛素药剂虽然效果较慢，但是持续较久。
现在则已经开发出立即见效的药剂。

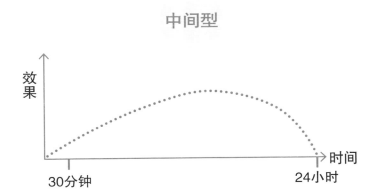

中间型

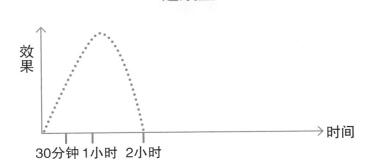

速效型

药物疗法①
刺激胰脏分泌胰岛素的药物

一般的治疗方式除了饮食疗法、运动疗法和注射疗法之外，还有药物疗法。

治疗糖尿病的口服药，大致可分为 3 种：①提升胰脏功能，促进胰岛素分泌；②增加胰岛素敏感性；③糖类分解酵素抑制剂。

●提升胰脏功能，促进胰岛素分泌

磺脲类药物（SU 类药物）：属一般常用药，药效强。在食疗或运动疗法无效，或是血糖值极高的状况下使用。注意有副作用，可能引起低血糖，尤其老年人服用时要特别注意。服用这个药也无效时，通常就会改用胰岛素疗法。常见的有甲苯磺丁脲、玛尔胰等。

速效型促进胰岛素分泌口服药：因为和 SU 类药物相比之下药效较快，因此要在餐前服用。如果在用餐 30 分钟之前服用，可能会引起低血糖。有快如妥等。

DPP- 4 抑制剂：能够刺激胰岛素的分泌以及抑制升糖素，使血糖下降。不容易导致低血糖。有捷诺维（磷酸西格列汀）、维达列汀等。

GLP-1：能够降血糖的激素注射药剂。能提升胰脏作用，促进胰岛素分泌。不会引起低血糖的副作用。

● 提升胰脏功能，分泌胰岛素

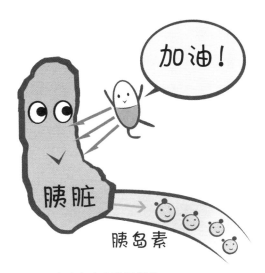

在胰岛素分泌迟缓的情况下，刺激胰脏的药物能发挥作用。要选择不会引起低血糖的药方。

药物疗法②
增强胰岛素作用的药物

●增加胰岛素敏感性

双胍类口服药：这类药不会对胰脏造成负担，不容易发生副作用。能抑制消化道对葡萄糖的吸收，且有减肥效果。可以和胰岛素注射治疗同时实施。药物有迪化唐锭等。

胰岛素抗性改善剂：能够促进胰岛素分泌，有助于血糖下降，但可能会发生水肿、贫血、体重增加等副作用。

●糖类分解酵素抑制剂

α-葡萄糖苷酶抑制剂：延缓糖类在胃肠道的吸收，可有效地降低饭后血糖。一般会和 SU 类药物或双胍类药物一起使用，也有减肥效果。但是必须注意可能会产生胀气的副作用，一定要在饭前服用。药物有阿卡波糖、米格列醇、倍欣等。

● 糖尿病用药的比例

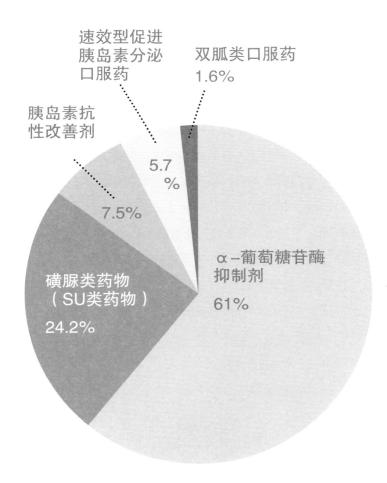

速效型促进
胰岛素分泌
口服药

双胍类口服药
1.6%

胰岛素抗
性改善剂

5.7%

7.5%

α-葡萄糖苷酶
抑制剂

61%

磺脲类药物
（SU类药物）
24.2%

适合本身体质的中药
能够缓解各种症状

　　中药是经过悠久的历史研究出来的，考虑各种症状后使用中药药材，可以促进新陈代谢和改善体质。因为无法有立竿见影的效果，必须有耐性，做好长期服用的心理准备。

　　中药通常能够产生与西医相辅相成的效果，所以和主治医师商量过后，再开始吃中药比较好。

　　举例而言，"防风通圣散"通常用于治疗肥胖，腰腿疼痛、尿频则使用"六味地黄丸"，身体酸麻、疲倦则使用"八味地黄丸"，糖尿病性坏疽则使用"当归四逆汤加吴茱萸生姜汤"，末梢神经问题则使用"疏经活血汤"等。

　　中药治疗的重点在于必须适合本身体质。实施食疗和运动疗法的同时，不妨尝试看看！

●中药治疗是中国历史悠久的自然疗法

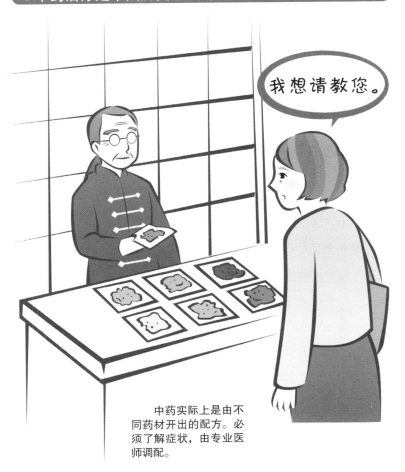

我想请教您。

中药实际上是由不同药材开出的配方。必须了解症状，由专业医师调配。

饭后饮茶控制血糖，
世界各国的茶令人瞩目

务必列入食疗一环的是茶。其植物的叶子含有不同功效，如今，从世界各国输入了许多带有不同效用的茶。

大家熟知的热带、亚热带水果番石榴，其叶子中含有单宁与槲皮素两种多酚。这些成分除了能够控制肠道吸收糖分，也富含维生素A、维生素C、维生素E等。

原产于安第斯山脉的雪莲果，其叶则有助于脂肪的代谢。菲律宾的大花紫薇制成的茶，含有能和胰岛素发挥同样效用的氨基酸，被指定为医疗用植物。

此外还有来自印度、被用于阿育吠陀养生疗法的武靴叶茶，以及大家熟知的绿茶，都含有抑制饭后血糖值上升的儿茶素。

● 轻松享用各种茶品

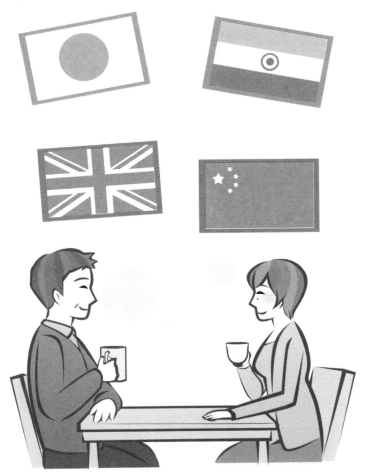

世界各国的茶备受瞩目。
许多种茶都具有让血糖值下降的效果。

喝咖啡是消除压力最佳预防对策

或许很多人会感到意外，据研究报告指出，咖啡能够有效预防糖尿病。

芬兰国立公共卫生研究所，曾经对 1.46 万名 35~64 岁的人士进行调查。调查结果发现，一天喝 3~4 杯咖啡的人和不喝咖啡的人相比，罹患糖尿病的比率，男性少了 27％，女性少了 29％。此外，每天喝 10 杯咖啡以上的女性，罹患比率则降到 79％。

咖啡中含有的咖啡因，能够促进胰岛素分泌，也有刺激胰岛素发挥作用的效果。

同样的，咖啡含有称为新漂木酸的多酚，抗氧化力强，有助于糖类代谢。

餐后喝杯咖啡放松心情，或许是最佳的糖尿病预防对策。

●咖啡因能促进胰岛素分泌

咖啡中所含的咖啡因，能够促进胰岛素分泌，不妨喝杯咖啡，放松心情吧！

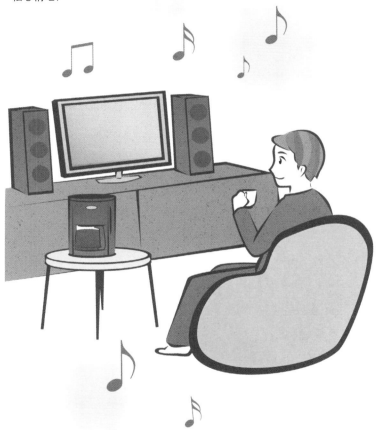

消除压力 ①
释放压力，保持身心愉快

我们周围有许多人总是很容易卷入精神压力的漩涡。大多数人曾经对工作、人际关系和未来等感到过不安。此外，也不能忽视生活中的噪声、空气与河川的污染、食品添加物等这些外在因素对人体造成的压力。

另外，经常借着大吃大喝来缓解压力的人，容易导致内脏脂肪型肥胖，使得胰岛素的敏感性降低，陷入糖代谢不良的恶性循环。

如果出现焦虑不安、肩膀酸痛、容易便秘或腹泻、身体倦怠、睡眠质量不高、不管吃什么都觉得食之无味等症状，就代表身体健康出了问题。压力对健康没有好处，所以应当注意日常生活要经常保持身心愉快。

● 压力、空气污染、拥挤的电车

压力

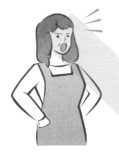
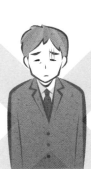
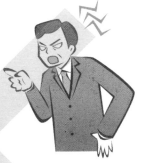

空气污染

拥挤的电车

压力是健康的大敌。工作、家庭或是环境，都可能带来心理压力。

消除压力 ②
有效的泡澡能使心情放松

泡澡能使身体放松。下班回家后通过悠闲地泡澡，可以消除一天的疲劳。

能够刺激副交感神经、让人心情放松的泡澡温度，大约是38~40℃。超过42℃的过烫热水，反而会使身体疲惫，而且对血压没什么好处。

要推荐给大家的是温水泡澡，以到心口位置的半身浴为宜，这个水深对心脏的负担较小，也能更有效地放松。

以这样的方式泡澡，能促进血液循环，改善胰岛素功能。在血糖容易上升的餐后 1 小时到 1.5 小时之间入浴，效果更佳。

另外，泡澡前先喝一杯水，就可以尽量避免身体出现水分不足。请各位享受悠闲泡澡的乐趣，消除压力。

●温水泡澡最合适

正确的泡澡方式可以松弛神经，降低血糖值。以 38~40℃的温水享受泡澡乐趣。

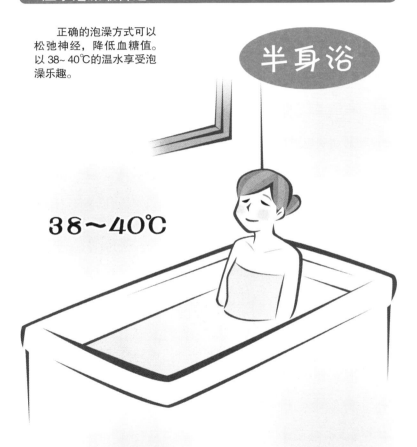

半身浴

38～40℃

消除压力 ③
芳香疗法有调节自主神经的效果

芳香疗法是用香草类植物蒸馏萃取的精油，经由呼吸道或皮肤吸收进入体内，是增进身体健康的一种自然疗法。欧美国家从过去就将芳香疗法列为医疗领域，肯定其疗效。

有效的芳香成分，能够经由鼻腔、肺泡、微血管和血液等途径到达大脑，传达至下视丘，调整自主神经的平衡。这种嗅觉刺激会传达到负责掌控知性活动的大脑新皮质，大脑会记住香味，所以第二次进行芳香疗法时，神经立刻就能放松。

在家进行芳疗时，可以采用喷雾、熏香灯、入浴剂、涂抹于身体等方法；此外，精油按摩的方法也很不错。

一开始建议使用柠檬或葡萄柚等柑橘类香味。薰衣草和天竺葵等香味则具有促进胰脏功能的作用。

●花香有消除压力的效果

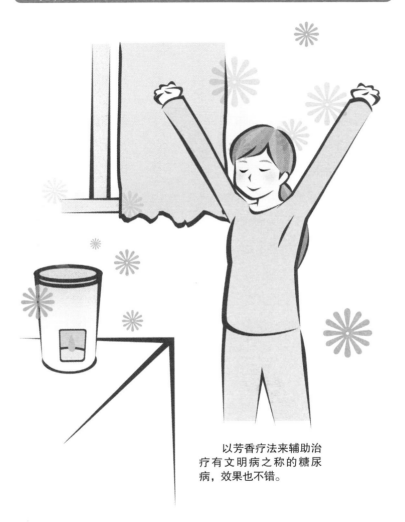

以芳香疗法来辅助治疗有文明病之称的糖尿病，效果也不错。

消除压力④
刷牙也能降血糖

蛀牙与牙周病等牙齿的问题，会直接刺激神经，引起疼痛。而且一旦转变成牙周病，形成牙周病的细菌经由血管进入体内，间接导致动脉硬化和心脏病。

高血糖与牙周病之间的因果关系，也有许多学者进行了研究，有报告指出，牙周病治愈后，血糖值会随着下降。

据说想吃甜食时，刷牙可以抑制食欲。节食期间如果产生强烈想吃点心的欲望，不妨刷牙试试看。

刷牙既能够保持牙齿健康，又能减轻内脏的负担，而且也能使人心情感到清爽舒畅，达到放松的效果。过去都是早晚刷牙，现在中午刷牙的习惯也开始普及了。就用刷牙来管理健康吧！

●牙周病是形成动脉硬化的原因之一

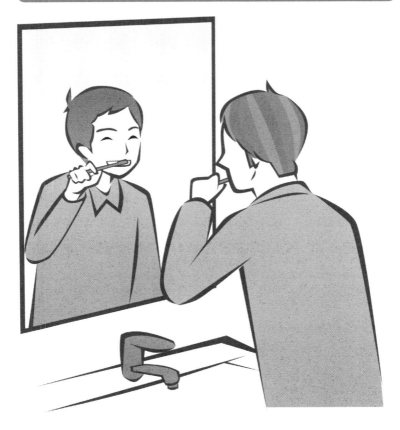

　　牙齿直接影响神经，牙痛对其他器官有百害而无一利。另外，牙周病也是形成动脉硬化的原因之一。

消除压力⑤
推荐森林浴与园艺活动

大家都知道，在绿意盎然的森林或公园散步，进行森林浴运动，对身心健康大有益处。

这是因为树木会散发芬多精，芬多精可以刺激副交感神经，消除压力。现在也已证实人的心情一放松，就能达到降血糖与降血压的效果。

在森林或公园散步的效果不可小觑。轻微运动能够直接使血糖下降。有溪流或水池的场所，水中的负离子和芬多精相辅相成，有很好的降血糖、降血压的效果。

园艺活动对于降血糖也有效果。它可以消除压力、恢复精神，还包含蹲、站等轻微运动。欧美国家现在也极为盛行以园艺疗法来进行身体保健。

与大自然亲近，能够舒解人类紧绷的神经。

从事森林浴运动，放松身心

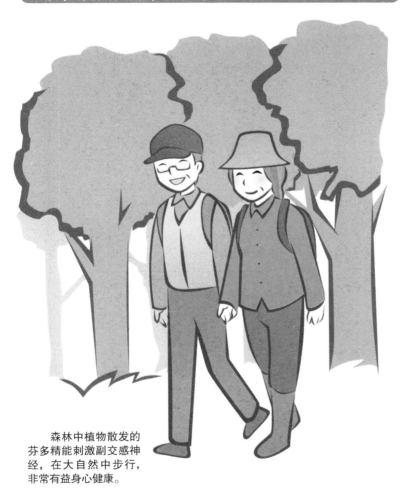

森林中植物散发的芬多精能刺激副交感神经，在大自然中步行，非常有益身心健康。

图书在版编目（CIP）数据

稳定糖尿病血糖值的有效技巧 / (日) 板仓弘重著；
卓惠娟译. — 武汉：湖北科学技术出版社, 2017.6
　ISBN 978-7-5352-9133-2

　Ⅰ.①稳… Ⅱ.①板… ②卓… Ⅲ.①糖尿病—防治
Ⅳ.①R587.1

中国版本图书馆CIP数据核字(2016)第244923号

著作权合同登记号　图字：17-2016-354

DARE DEMO SUGU DEKIRU! TONYOBYO NO KETTOCHI WO GUNGUN
SAGERU 200% NO KIHON WAZA by Hirosige Itakura
Copyright©HIROSIGE ITAKURA 2011
All rights reserved.
Original Japanese edition published by Nitto Shoin Honsha Co., Ltd.
This Simplified Chinese language edition is published by arrangement with
Nitto Shoin Honsha Co., Ltd., Tokyo in care of Tuttle−Mori Agency, Inc., Tokyo
through Eric Yang Agency Beijing Representative Office, Beijing.
中文翻译提供：台湾台视文化事业股份有限公司

责任编辑：赵襄玲　　　　　　　　　　　　封面设计：烟　雨

出版发行：湖北科学技术出版社　　　　　　电　话：027-87679468
地　　　址：武汉市雄楚大街268 号　　　　　邮　编：430070
　　　　　　（湖北出版文化城B 座13-14 层）
网　　　址：http://www.hbstp.com.cn

印　　刷：北京佳信达欣艺术印刷有限公司　邮　编：101111

880 × 1230　1/32　　　　　6.5 印张　　　　　　200 千字
2017 年6月第1版　　　　　　　　　　　2017 年6月第1次印刷
　　　　　　　　　　　　　　　　　　　　定　价：32.00 元

本书如有印装问题可找本社市场部更换